笑って、食べて、愛されて

南房総、在宅看取り奮闘記

松永平太
MATSUNAGA HEITA

幻冬舎MC

笑って、
食べて、
愛されて

はじめに

高齢者が笑顔で生き、自宅で人生の最期を迎えられる地域医療のかたちを実現させたい――。この思いを胸に、私は地域の仲間と今日まで25年以上、無我夢中で走り続けてきました。

私が医師になった1990年代、医療は死と闘っていました。死は医療の敗北であり、老衰という死因は認められていない時代でした。そのため患者が最期を迎える際には、家族は病室から出され、当然の医療行為として延命処置が行われた末に患者は孤独な死を迎えていました。

それから30年以上たった現在、延命処置に関しては本人や家族の意向が反映されるようになりましたが、いまだに病院で人生の最期を迎える患者がたくさんいます。

もともと私は大学進学とともに地元を離れて東京の民間病院で働いていましたが、診療所を経営していた父親が病に倒れ、困っていた地域の人たちの助けとなるために地元、千倉に戻ってきました。千倉は房総半島の南端に位置する漁師町で、漁業の衰退とともに若者の都市への流出がはじまり、今では日本中の多くの地域と同じく、高齢化が深刻な地域となっています。この町の医師として高齢者と関わるようになり、彼らの最期を見送る立場となってから、高齢者が最期まで自分らしく生き切り、地域で家族や友人とともに笑顔で最期を迎えられるような地域医療を実現することが町医者としての私の使命だと考えたのです。

高齢者が自宅で安心して過ごせるようにするためには在宅医療は欠かせません。しかし、ただ在宅医療を始めただけでは医師の訪問時以外は体の弱った高齢者を自宅に取り残してしまいます。高齢者が自宅で安心して暮らしていくためには、医療に加え介護や福祉も連携して高齢者を支えられる環境づくりが必要でした。医療によって健康面を支えながら、介護や福祉で生活をサポートできれば、訪問診療ができないときでも彼らの人生の最期を見守ることができると考えたのです。そこで私は外来診療から在宅看取りまで対応した診療所を拠点に、訪問看護ステーション、ヘルパーステーション、デイサービス、デイケア、グループホーム、老人保健施設などを整備していきました。

高齢化の進んだ千倉でも、在宅看取りを軸に町全体で高齢者を支えられる地域医療のかたちを実現していくことで、安心して自宅で過ごせるようになります。地域のなかで家族とともに暮らし、笑顔で毎日を生きるこの町の高齢者を見ていると、私が進めてきた高齢者医療の姿は間違っていなかったと思えます。

千倉には、都会のように数多の病院も商業施設も、便利な交通機関もありません。けれども、都会にはない豊かな人と人とのつながりがあります。そして高齢者たちが安心して生活できるための、医療と介護の枠を取り払った在宅ケアがあります。全国に先駆けて人口減少や高齢化が進んだ千倉の地域医療は、これからの医療の最先端モデルになり得るのではないか、私たちの取り組みを少しでも多くの人に知ってもらいたい――そんな思いから今回、本書を執筆することにしました。

本書の内容が、自分自身や家族の医療・看取りを考えたいという人たちにとって、またこれからの地域医療を担う医療・看護・介護職の人たちにとって、少しでも参考になるところがあれば、著者としてたいへんうれしく思います。

目次

はじめに　2

第1章　南房総は医療・介護の問題が山積み
不本意な思いを抱き最期を迎えるお年寄りたち

南房総の先端で取り組む地域医療　14
高齢化率50%の千倉は、日本の未来図　18
厳しかった医師の父、献身的な看護師の母　19
薬学部の落ちこぼれが、医師になる　21
父が倒れて、3年ぶりに千倉に戻る　23
寂しそうに生き、やがて地域から消えていくお年寄り　25

人として、とても受け入れられない終末期の姿　27
入院するから、体や心が壊れていく　29
自由を奪っても治療をするのが病院　31
家族や周りの拒否で、家に帰れない高齢者　33
介護保険も、お年寄りを元気にはしない　36
認知症高齢者を病院や施設に入れて、一件落着？　39
介護保険が施行されても、在宅死は減少　43
がんや事故で亡くならなければ、90過ぎまで人生が続く　45
地域の命を支える仕組みを自分でつくる　48

第2章
北欧の高福祉国から学んだ「Trust, Respect & Smile」地域全体で支え合う医療のかたち

私の地域医療を方向づけた貴重な出会い　52
地域医療のメッカ、佐久総合病院と長野モデル　54

「私の命を先生に任せたよ」と言われる医師に　58
看護師に育てられた医師　60
日本の高齢者医療に足りないケアの視点　63
世界一幸せな国、デンマークへ　66
Trust（信頼）& Respect（尊敬）　68
寝たきり老人がいない国　70
デンマークの高齢者福祉の3原則　72
地域医療とは「優しく地域に突き返す」こと　79

第3章
ターミナルケアに必要なのは治すことではない 医療、介護、福祉を通して患者の最期に寄り添うこと

目の前の患者の笑顔と、10年未来の命を守る　88
生の三徴候「笑う、食べる、愛される」にこだわる　90
①診療所　いつでも気軽に受診できる「命のコンビニエンスストア」　93

〝もったいないがん〟で死なないための検診・検査　95
医師が禁句とする「大丈夫」の効用　98
②デイサービスセンター　年を取った仲間たちとまた出会える場所　100
おいしい食事で怒る人はいない　102
入浴は機械浴ではなく、ひのき風呂も　104
独自の施設内通貨で希望のサービスを購入　105
③老人保護施設　元気になって、家に帰ろう　107
リハビリとともに、「寝食分離」「日中離床」を徹底する　109
在宅生活を続けるための支援も　111
④認知症専用デイサービスセンター　認知症の人は「夢人さん」　113
他施設で断られた人も、穏やかに暮らせる　115
かけがえのない人生を知ると、ケアが優しくなる　117
⑤訪問看護ステーション　自宅で生活する人を支える在宅医療　121
気持ちのいい、そよかぜのように　123
これからの在宅看取り支援の強化のために　125

「無色透明のごちゃまぜケア」を目指して　127

第4章

患者が本当に望む最期とは何か？
大好きな場所で笑って旅立ったお年寄りたち

患者本人が希望する「いき方＝生き方＝逝き方」を考える　130
①人生の最期をどこで過ごしたいですか。そして、どこで死にたいですか？　131
②容態が急変したときに侵襲性の高い治療を望みますか？　131
③人生の最期、食べられなくなったら経管栄養法を希望しますか？　133
満足死を追求し、最後の1％にこだわる　135
「死んでも心のなかに生き続ける」見送り方を　138
満足死ケース①　95歳の独居男性は家でたばことウイスキーを楽しみながら、風のように旅立つ　141
満足死ケース②　認知症があり、嚥下《えんげ》障害も進行。最期は自宅に戻り、家族みんなに看取られる　145

満足死ケース③ 在宅看取りに不安を抱く家族と何度も話し合い、在宅復帰を目指す 149
満足死ケース④ パーキンソン病の高齢女性。自宅と施設を行き来しながら最期までの日を過ごす 152
満足死ケース⑤ 認知症でグループホームに入所。コロナ禍でも工夫し、施設で満足看取り 156
満足死ケース⑥ 認知症になり、自宅で介護。最期はお嫁さんが自宅で看取ると決意 158

第5章 笑って、食べて、愛されて 幸せな死を迎えるために必要なこと

本当の幸せに気づくことの大切さ 162
都会にはない、田舎の豊かさ 165
高齢社会を支えるのは、地域のつながり 167
千倉町平舘《へだて》地区の「区民の茶の間」の取り組み 168

「区民の茶の間」が、先端事例として表彰される 172
アジアの先端コミュニティとしても注目される 173
人生の先輩であるお年寄りを大切にする文化 175
「高齢者の医療費で国が滅ぶ」は間違い 177
医療・介護・福祉は、第4次産業 181
千倉を世界最先端の地域創生モデルに 183
命に優しい地域医療が、未来を拓く 187
おわりに 190

第1章

南房総は医療・介護の問題が山積み

不本意な思いを抱き最期を迎えるお年寄りたち

南房総の先端で取り組む地域医療

私は千葉県の南房総市千倉町で地域医療に取り組んでいる医師です。千倉町がある場所は房総半島の先端部で、東側は広大な太平洋に面して海岸が続いています。夏は海水浴を楽しむ若者や家族連れでにぎわい、一年中、サーファーたちに人気があります。豊かな自然に恵まれ、新鮮でおいしい海の幸が味わえる、気候も温暖な人口約９６００人（２０２３年現在）の地域です。

私が院長を務める診療所には地域のお年寄りたちがたくさん訪れます。私はお年寄りたちに、少しでも体で気になることがあったらいつでも気軽に診療所へ来てほしいと呼び掛けています。幅広い科目と専門医を抱える病院がデパートだとしたら、私のようなかかりつけ医のいる診療所はお年寄りたちの健康を支えてみんなが気軽に通える、命のコンビニエンスストアでありたいと思っています。

診療所に来院するお年寄りのなかには、自分は病弱でもう先がないと不安と諦めを漂わせている人が少なくありません。しかし、さまざまな心配を抱えながらも元気を保ち90歳過ぎまで生きる人を私は多く診てきました。

ある日の外来患者の一番手は70代の男性Aさんでした。Aさんはこの半年間で体重が急に減ってきているのが気になって来院し検査を受けていました。今回は検査結果を聞きに来院したのです。

私は胸部レントゲン撮影の結果、肺の状態や心臓の大きさはまず問題ないと判断しました。心電図も正常です。エコー（超音波）検査では、少しだけ動脈硬化によるとみられるプラークが見られましたが、血圧も正常範囲なので大丈夫そうです。胃の内視鏡検査でちょっとだけ胃炎と良性のポリープが見つかりましたが、胃潰瘍や胃がんなどにつながるピロリ菌の検査も問題ありません。私が、胃がんではなくほかの病気の心配もないことを伝えると、最初は緊張した表情で説明を聞いていたAさんは安堵のため息を漏らしてほほ笑み、足取り軽く帰っていきました。

次にやってきた80代の男性Bさんは、80歳を数年過ぎて急に足腰が弱り、食欲も落ちてきたと家族も心配していて、本人も見るからに元気がありませんでした。私は問診や聴診のあとにエコーで臓器の状態を確認することにしました。検査台に横たわるBさんは、不安と緊張で表情を曇らせています。こういうとき、不意に検査機器を肌に当てると過剰に驚かせてしまうこともあるので、私はわざとなんでもない調子で、ちょっと冷たいですよと声を掛け、うなずくBさんの目を見てほほ笑みました。心臓の動きや脈拍の推移を観察して不整脈はなさそうだと判断すると、心臓はしっかり動いており、当分止まりそうにない、と伝えるとBさんも私に笑みを返してくれます。

肝臓のエコー検査でも異常は見つかりません。むしろ、腎臓の機能が80代にしてはしっかりしていることもよく分かったので、そのことをBさんに伝えて太鼓判を押すと、さらに表情がやわらぎました。私はBさんを、まだまだ80代で弱っている場合ではないと励まし、体を動かすのがいちばんの薬だと笑って送り出しました。

これが普段の診療所外来の診察風景です。私はお年寄りたちと日々向き合い、直接手を触れ言葉を交わし、時にはくすっと笑わせることも心掛けています。笑うだけで誰でも気分が明るくなり、元気が出ます。笑うことは生きるうえでとても大事なことなのです。

外来診療をするかたわら、在宅で療養する患者たちの往診にもあたっています。父の診療所を継いだ私が千倉で地域医療に携わるようになってから、早くも25年以上が過ぎました。子どもの頃を過ごした千倉では住民の多くが顔見知りで、私が往診に出掛ければ皆が声を掛けてくれるのはうれしいことです。なかには父の診察を受けたことがあるお年寄りから思い出話を聞くこともあります。ほかにも私の同級生やその親といった、2代の家族ぐるみで付き合いのある患者も多く、千倉に愛着を感じています。私を待ってくれている患者がたくさんいるからこそ、千倉という場所で地域医療に取り組んでいるのです。

高齢化率50％の千倉は、日本の未来図

千倉町は古くから漁業の盛んな地域でしたが、１９８０年代になると海の資源枯渇や環境の変化によって不漁が続くようになり、千倉の若者たちは高校を卒業すると町を出て、東京へ進学・就職していきました。１９９７年には房総半島の木更津市と神奈川県川崎市を結ぶ東京湾アクアラインが完成し、都心まで車なら1時間半ほどで出られるようにもなりました。便利になった半面、若い世代の東京への流出が加速し、残ったのは親世代、祖父母世代ばかりでした。

千葉県は東京を中心とした一都三県の首都圏に含まれることから、都会的なイメージをもたれることもありますが、千倉に限れば人口が年々減って高齢化が進み、地方の限界集落と似た状況にあります。高齢化率（65歳以上の高齢者人口の割合）はすでに50％、住人の２人に１人が65歳以上です。

２０２２年の日本全体の高齢化率は29・１％で、２０６５年には38・４％、国民の約３人に１人以上が65歳以上になるといわれています。多くの若者は18歳を機に都心部へ移動するため、田舎は50％、60％と高くなってしまいます。そのため、千倉は25年先の日本の未来図でもあると私は考えています。

厳しかった医師の父、献身的な看護師の母

私は１９６０年３月15日、父親が医師、母親が看護師という医療者夫婦の次男として生まれました。名前はギリシア文字の２番目、βのベータにちなんで、平太（へいた）です。父母の故郷は長崎で、父は九州大学を卒業してすぐに福岡から長崎に戻り、長崎大学で外科医となりました。私が生まれたのは父が大学からの派遣で赴任していた高知県中村市です。

父はその後、長野の赤十字病院を経て、勤めていた千倉の病院を退職し、そのまま千倉で診療所を開きます。１９６７年のことです。昔の診療所は入院施設も併設しているのが一般的で、父の診療所にも入院ベッドがありました。もともと民家を改装して開業していたため、私たち家族が食事をする食堂兼居間の隣の部屋が病室で、入院している患者が眠るイビキが聞こえてくるほどの距離感のなかで私たちは生活を送っていました。

私の母は父の診療所で看護師として働いていました。いわば住み込みで常駐しているようなものですから、日勤、準夜勤、深夜のすべての時間、つまり24時間３６５日、入院患者の看護にあたっているような状態でした。入院患者の食事を含むお世話をしながら家事もこなし、私と兄、妹の３人の子どもの面倒を見ていました。母は真夜中に入院患者の薬の服用を手伝ったり、診察時間外に患者から掛かってくる電話の対応をしたり、診療所の掃除、診療の準備、後片づけなどをしながら、母親としても家事育児のすべてをこなしていたのです。寝る間を惜しんで働き続けていた母の姿が今も私の目に焼き付いています。

薬学部の落ちこぼれが、医師になる

医療者である両親のもとで育った私は自然と医学を志すようになっていました。しかし、子どもの頃から熱心に勉強に励んでいたわけではありません。父はとにかく厳格で、逆らえば殴られることもしばしばだったので、今思うとそんな父への反発もあって、勉強への熱意は失われていたのだと思います。

受験では医学部を目指し、一浪した末に東京理科大学薬学部への入学が決定し、大嫌いだった父から逃げるようにして上京し一人暮らしを始めました。卒業して薬学士の学位は得たものの、同級生の多くが国家試験に合格して薬剤師となったのに比べ、私は合格できずに落ちこぼれていました。

その後、やはり医学の道を目指そうと私は発奮して受験勉強を再開しました。最初の受験のときとは一変して、自分でもなぜかいまだに分かりませんが模擬試験で総合全国1位になるなど突然勉強ができるようになり、無事に東京医科歯科大学医学部に合格し、

1992年に卒業しました。

その当時、医学部を卒業した者は大学の医局に残って研修医となり、大学病院や大学の派遣先で修行を積むのが一般的でした。しかし、薬学部を経て人生の遠回りをしていた私は時間的な余裕がないと考えていました。すぐに臨床を学びたい思いが強かったので、同期学生76人のなかでただ一人医局に残らない進路を選択し、首都圏にいくつかの病院をもつ民間病院に入職したのです。

入職して研修医となった2年間で私はさまざまな診療科の現場を経験し、多くの患者と接する機会を得ました。時には一分一秒を争う救急医療や手術などにも立ち会い、てきぱきと立ち回る熟練した先輩医師たちの指導を受けることもできました。そうした経験により、地域に暮らす人々に寄り添って生命を支えている地域医療の意義も実感できました。そして私は、いよいよ一人前の医師として独り立ちしようと考えるようになります。そんな矢先の1995年、父が千倉で交通事故に遭って入院したという一報が入ったのです。

父が倒れて、3年ぶりに千倉に戻る

父の入院をきっかけに私は3年ぶりに千倉に戻りました。しかしまだ東京での勤務を続けていたので、週に何回か千倉に通って父の診療所を手伝うというかたちで診察に入っていました。このときは父の診療所を継ぐつもりなどまったくなく、父がいずれ廃業することになるのを見越して、通院している患者に転院先を紹介する準備をしていくつもりでいたのです。

しかし、まだ駆け出し医師に過ぎない私に対して地域の患者たちが掛けてくれる声を無視することはできませんでした。診察に訪れる人々は、誰もがこの診療所の行く末を心配して、なくなるのは困る、自分たちには絶対に必要だから閉鎖しないでほしいと口々に訴えてくるのです。また、診療所には長年父を支えてともに働いてきてくれたスタッフたちもいます。頑張っているスタッフのことを考えても、診療所は閉めるべきではないのではないかと、私の考えは変わっていきました。そして、1997年、私は千倉に骨を埋める覚悟で父の診療所を継ぎ、千倉の人々の健康を支える医療の実現のために尽くそうと心に決めたのです。

1997年、母が病気で世を去り、追いかけるように父も亡くなりました。私は自分が院長となって父が遺した診療所を継いだのです。

父は私にとっては天敵のような存在だったのですが、同時に強い男であり、優秀な医師でもありました。荒ぶる海の男である千倉の漁師たちが私のもとに診察を受けにくると、私の顔を見て父の面影をたびたび思い出しているようでした。怖かった半面で優しかったなどと懐かしがっている様子を見ると、多くの患者から父が厚い信頼を受けていたことを改めて実感させられます。父に代わって地域医療に邁進しなければならないことに重い責任を感じながら、私は地域に欠かせない存在となってきた診療所を受け継ぎました。

寂しそうに生き、やがて地域から消えていくお年寄り

地域医療の世界に飛び込んだ私が直面したのが、日本の医療が抱えるさまざまな問題です。日々多くのお年寄りを診ていると、体の面だけで見れば大きな病気もなく健康であるはずなのに、一様に元気がなく寂しそうな様子がとても気になっていました。どこか申し訳なさそうに背中を丸め、肩をすぼめて生きているように見えるのです。

後期高齢者といわれるお年寄りたちは、戦後、焼け野原となった何もないところから苦労を重ねてこの国の復興に尽くし、高度経済成長を経て豊かな日本を築いてくれた人たちです。今の若者が謳歌するような青春時代を戦争に奪われ、その後はろくな娯楽も癒やしもなく、日本の基礎を立て直すためひたすら働き続けてきたのです。その苦労と貢献の先に十分な報いがあったかというと、必ずしもそうではありません。少子高齢化が進行し、世界でも例がないといわれる超高齢社会に突入した日本では、社会保障費の増大や医療・介護サービスの不足などの問題が大きくなりました。若い世代の重荷とされてしまう一

方、お年寄り自身もどのようにして生きればいいのか迷い、誰にも相談できず、途方に暮れているように見えます。

年を取れば誰でも体や頭が弱ってきます。目は見えづらく耳も遠くなり、ちょっとした移動が苦しく頭がぼんやりして物忘れも多くなってしまうのです。そして、そんな自分が情けなくて落ち込んで家にこもりがちになってしまうというのは、誰もがいずれ抱える悩みです。そんなお年寄りを前に、ふさいで気に病むよりも好きなことを楽しめばいいと私が励ましてみても、特にやりたいことはない、早く死にたいなどと返す人がいました。また、脳卒中で治療中のお年寄りを往診したときに、一命を取り留めたことを喜んでいると、なぜ自分を助けたのだと私に苦情を言うお年寄りまでいました。

本来であれば喜ばしいことであるはずの長生きが苦痛としてのし掛かり、そこから逃れたいとばかり考える毎日では、たとえ体に病気がなくても悲しくて仕方がないのです。私は、長年住み慣れた場所から病院に移ってきては、生涯を終えるそのときをただ寂しく待つだけの生活を送るお年寄りたちをそばで見ていました。だからこそ、自分にはもっとやらなければならないことがあるのではないか、という気持ちが日に日に大きくなっていったのです。

人として、とても受け入れられない終末期の姿

日々の診察でお年寄りたちと接しながら、私の心のなかで、日本のお年寄りたちに対する医療、つまり高齢者医療への疑問が膨らんでいきました。私が医師になった当時は、病気や加齢で衰弱が進んでいる人でも、心臓が止まりそうになれば病院に搬送され、心臓マッサージが施されていました。口から物を食べられなくなった人には、腹部に開けた穴にチューブを通して直接食べ物を流し込む、いわゆる胃ろうを造設します。患者であるお年寄りがそれらの処置に対してどのように感じているかをいっさい考えることなく、ただとにかく一分一秒でも延命を目指す医療が当たり前でした。

診療所を継ぐ前、私が医師になって少し経った頃に、山のなかにある老人病院へヘルプで赴いたことがあります。病室にはベッドが8床並んでいました。カーテンがあっても開け閉めされた様子はなく、ベッドには性別も分からない、髪の短いお年寄り8人が静かに横たわっていました。私が病室のドアを開けた瞬間、ほとんど動きのない部屋で、8人の計16個の目だけが一斉にギョロッと動き、私を見つめたときの異様な光景を今でもはっきりと覚えています。8人はただ、死を待つだけの存在だと私は思いました。

マザー・テレサはこの世で最大の不幸とは、貧困や病ではなく、見放されて誰からも必要とされなくなることだと述べています。年を取って体や頭が衰えたり、病気をしたりすることは必ずしも不幸とは限りません。しかし、もはや自分の存在を必要だと認めてくれる人がどこにもまったくいないなかで一人寂しく命を終えるのは、マザー・テレサの言うとおりこの世で最大の不幸です。山のなかの病院で見舞いに訪れる人もなく、生きていることを忘れ去られ、人生の最期を迎えるのは本当につらいことだっただろうと思います。

日本社会全体の高齢化が進んだ今では、ただ延命だけのためにお年寄りに胃ろうを造設するような過剰な医療は減ってきています。けれども病院で長く寝たきりとなってしまい、親しい人たちから切り離され、好きなことをして暮らす自由もなく、寂しく死を待つ存在になっているお年寄りは今でも決して少なくないのです。

入院するから、体や心が壊れていく

高齢者医療に携わっていると病院の限界というものをつくづく感じます。若い世代の人は病院で集中的に治療して助かれば、あとは退院させて放っておいても自己回復力があって元気を取り戻していきます。もともと体力があり、もっている回復力も高いからです。しかしお年寄りは違います。私はお年寄りはむしろ入院すると具合が悪くなる傾向があると実感しています。

それはお年寄りにとって、病院はただ命を維持していくために辛抱するしかない、逃げ場のない場所になってしまっていて、生活の場といえるものがないからです。お年寄りが長い間ベッドに寝ていれば、それだけで足腰が弱くなり、頭の働きも弱くなります。そしてフレイルと呼ばれる虚弱状態を通り越し、すぐに寝たきりや認知症になってしまいます。ベッドで終日を過ごすことを強いられる安静療養はお年寄りが絶対にしてはいけない病気の治し方であると私は思います。特にベッドで食事をする病院での入院は注意しなければなりません。

しかし、病院に入院するだけでお年寄り本人も家族も安心してしまいがちなのが今の日本の現状です。日本には高度な医療技術と体制があり、そして国民皆保険が整備されているので、病院に入院すればとにかくなんとか命が助かり、いずれは元気になるだろうという病院神話があるのです。けれども実際には、お年寄りは入院期間が長くなれば長くなるほど体と頭が弱ってしまうのです。会うたびに衰弱するお年寄りに接して家族が不安になり、入院期間がさらに延びてしまうこともよくあります。こうした厳しい現実について大多数の患者、家族、そしてほとんどの医療者は直視せず背を向け、途方に暮れています。

自由を奪っても治療をするのが病院

２０１９年９月のＮＨＫの特集番組で、認知症のお年寄りをベッドなどに縛りつける抑制の問題が取り上げられていました。抑制とは、治療や本人の安全を理由にベッドや車椅子に体を縛りつけることです。同番組では、一般の病院で認知症の入院患者の実に半数近くが身体を拘束されていると放送されていました。

注射を嫌がる子どもを押さえつけるのも一種の抑制であり、やむを得ず必要な場合というのはもちろんあります。しかし、病院でお年寄りを相手に抑制が日常的に横行しているとすればやはり問題があるといえます。

番組で取り上げられていたお年寄りは認知症ではありませんでした。ただ、夜間に栄養補給の点滴を受ける際、それを勝手に抜いて出歩こうとすることがあるという理由で、ベッドに両手足を拘束されていたのです。本来、一般病院では命の危険が迫っているなどの限られたケースを除いて身体の拘束は認められていません。患者の息子は身体拘束をやめるように病院側に頼んでも受け入れられなかったため、やむなく転院することにしたとのことでした。

社会全体の高齢化が進んで認知症などで入院するお年寄りが増える一方、ケアにあたる看護師やスタッフの数が不足しており、安全を確保するためやむを得ず抑制するしかないのだという病院スタッフからの切実な声も聞かれます。そもそも、好んで患者を拘束したがる医療者など普通はいないはずなのです。しかし、では人手が足りれば解決できる問題なのかというと、そうではないと私は思っています。

本来、病院は療養する場ではなく、症状を改善させて患者の命を救うための治療の場です。命を助けるために集中的な治療をすることを目的としており、細かい危険を予測しながら優先順位をつけて常にアクシデントを回避しています。ですから、患者に危険が及ぶ可能性がある場合に抑制するべきだという状況は当然あり得ます。もし、外部のいわば無責任な同情や批判に振り回されて抑制を外し、その結果アクシデントが起きてしまえば、懸命に頑張ってきたスタッフたちは傷つき、責任も負うことになってしまいます。病院が訴えられて数千万円の損害賠償につながることもあるわけです。

ですから病院での抑制自体がいけないというのではなく、いつまでも入院させ、だらだらと抑制が続く状態を放置することがいちばんの問題なのです。高齢者医療で大切なことは、とにかく入院期間を短縮することです。やむを得ない抑制もあり得る病院から少しでも早く脱出し、〝家〟という自由にできる生活の場に戻すことが求められるのです。

家族や周りの拒否で、家に帰れない高齢者

一度病院に入院してしまうと、二度と家に帰れなくなるお年寄りは今も後を絶たないのが実情です。私がリハビリ病院の外来をしていたとき診察したおばあさんは自宅で転倒し骨折して入院し、私たちとリハビリを進めながら治療を続けていました。親族とはリハビ

リが済んだら自宅に戻る約束をしていて、私もその場に立ち会っていたので、てっきり自宅に帰るのだと思っていたのです。しかし、骨折の治療を終えたおばあさんは自宅ではなくリハビリ専門の病院に転院となりました。

おばあさんはその後、リハビリのほか起床から就寝まで生活援助を受けられる同病院を退院することになり、具体的な退院日など今後の方針を主治医や在宅医療担当医らが協議する場に私も参加しました。しかし打ち合わせが始まるやいなや、息子のお嫁さんはおばあさんの帰宅を拒否したのです。彼女は自分の両親も介護を受けるために特別養護老人ホームに入っており、同じようにするのがいちばん安心なのだと説明しました。私はそれを聞いて、実の両親でさえも世話をしようとしないこの女性が、血縁のない義母を介護しようとしないのは当然だろうと思いました。

実際、退院後は自宅に戻るという約束を親族が守らないのはよくあることです。親族は在宅医療について知識が乏しいので、いざとなると不安が勝ってしまうのは無理からぬことだとも思います。しかし、この女性の場合、担当するケアマネジャーも同意見だとまで言ったのには腹が立ち、私は許せませんでした。

病院の医師や医療相談員（メディカルソーシャルワーカー）、ケアマネジャーといった医療・介護の専門職が、お年寄りを家に帰したら介護で家族も共倒れになりかねないとか、不測の事態に備えられないなどと理由をあげつらって在宅復帰を阻むことがよくあります。家に帰りたい一心で懸命に努力して入院生活を頑張ってきたお年寄り自身の思いをいっさい聞かずに、次の施設を探すことだけをさっさと済ませるのです。私はいったい誰のための医療・ケアなのかと首をひねるばかりか、腹立たしくも思うのです。

今の日本の医療では、お年寄りが自宅へ帰りたがっていても、家族の不安を優先して病院や施設に入れられてしまっています。お年寄りの自己決定を尊重することがまったくといっていいほどできていません。本当におかしな状況になっているのです。お年寄りは結果的に、入院をきっかけにそれまで過ごしてきたその人らしい人生と分断されてしまいます。そして、人生の最終段階に病院や施設でただ世話を受け、生きる目的を見失いながら療養するだけの運命が待っているのです。これではお年寄りたちが自らの老い先に絶望し、元気を失ってしまうのも無理はありません。

介護保険も、お年寄りを元気にはしない

介護保険制度は、高齢化が進み現役世代の減少が不安視されるなか、社会全体でお年寄りを支えようという目的から2000年にスタートしましたが、日本の介護保険は、お年寄りを元気にさせる制度としてはまだまだ不十分です。2005年の改正で、地域包括ケアシステムが推奨されます。地域から隔絶された施設や病院に閉じ込められて生涯を終えるのではなく、慣れ親しんできた自宅や地域で近所の知人に囲まれながら、個々の尊厳、その人らしい生き方を大事にして最期を迎えることを想定する支援体制です。

かかりつけの医師や看護師、セラピスト、管理栄養士、歯科医師、医療相談員といった医療の専門職と、ケアマネジャー、訪問介護士などの介護の専門職との多職種が協働連携しながらケア・サービスを提供します。こうしたチームケアにより、年を取って要介護状態になった人でも住み慣れた地域で安心して療養できるように支えようという考え方自体はすばらしいものです。しかし、現状の介護保険制度が本当にお年寄りのためになってい

るかというと、必ずしもそうとは限らないといわざるを得ません。

まず問題になるのは、階層的な認定制度です。介護保険制度を利用するためには自治体から要介護認定を受ける必要があります。要介護認定は、要支援1～2、要介護1～5という7段階に分かれていて、要支援1が最も軽く、要介護がついて度数が上がるほど使えるサービスの上限額も大きくなります。要介護2や3の人がさらに弱って要介護4になれば、より多くの介護サービスが使えるという仕組みになっています。逆に要介護3の人が元気になって要介護2や1になる、つまり高齢者の自立度が上がっていくと、これまで使えていたサービスが保険で受けられなくなります。

高齢者が元気になって要介護度が下がるのは望ましいことなのですが、その保険料を収入源としている介護サービス事業所の側からすれば、顧客を失うことになります。ここにひずみが生じるのです。事業所が安定して利益を上げ経営を続けていこうとすれば、介護保険で使える限度額目一杯のサービスを計画し、お年寄りを自分の施設の顧客としてつなぎ止めておくことが重要になります。そのため回復し自立度が上がることよりも、むしろ施設が提供するサービスへの依存度を高めようとすることになり、場合によっては、サービスの名のもとに至れり尽くせりの環境を提供し、足腰を弱らせて寝たきりにさせたほうがいいということにさえなるのです。

もちろん本当に利用者のためを考えて、優れたサービスを提供している事業所はたくさんあります。最近では自立度が上がったときに介護報酬の加算をつけることで、お年寄りの自立を支援しようという国の動きもあります。しかし、事業所側も経営上の問題を抱えている以上はこの構造が解消されるのは難しく、根本的な解決がなされているとはいい難いのが現状です。

実際にその人が望む場所で暮らし続けるためには、介護保険制度の利用は不可欠ですが、医療・介護に携わる事業所や専門職らのすべてがお年寄りのほうを向いて仕事をしているのかどうかを、しっかりと見極めなければなりません。

認知症高齢者を病院や施設に入れて、一件落着？

私が東京の病院の在宅医療部に勤めていたとき、サービス担当者会議を開きました。その会議で私は都内のケアマネジャーと訪問看護師に異を唱えたことがあります。本人が望めば、住み慣れた地域で家族や友人に囲まれながら、その人らしく生き切ることのできる社会を目指そうと国も唱えているのに、施設に入れることばかりに執着するようなやり方は逆行していると感じたことがあったからです。

私が出席した会議の議題の対象となっていたのは70代の夫婦のケースでした。夫婦は公団住宅の4階に住んでおり、一人娘は結婚して近くに暮らしています。夫は心房細動、左脳梗塞、歩行不能で車椅子レベル、妻はパーキンソン病で認知症の合併が生じており、歩行可能ですが、症状が出て動けなくなることもある状態です。妻は1日4回の内服薬が必要で、認知症がそれほど進行していない頃からヘルパーが1日4回訪問する服薬支援を受けていましたが、このサービスだけで介護保険の使える限度額内のほとんどを占めていたのです。

夫は住み慣れた公団住宅の自室で、妻とともに生きていきたいと願っており、日々、ヘルパーが訪れるのを待ちながら夫婦で支え合って生活してきたのですが、妻の認知症が進行すると夜間に一人で勝手に公団住宅を飛び出しては徘徊するようになったため、それまでどおりの暮らしを続けるのが難しくなってきました。夫は訪問看護ステーションに連絡し、訪問看護師が探し回るということも増えました。夜の野外で動けなくなっていたり、転んで頭から血を流しているところを警察に保護されたりしたこともあります。この会議の直前にも、靴を片方しか履かずに外出しているところを保護されたという連絡が入っていました。

夫婦のサービス担当者会議には、該当地区の地域包括支援センターのケアマネジャーも出席していました。彼女は、妻がたびたび地域で問題を起こしていること、命の危険性があること、在宅の限界に迫っている状態であり共倒れの恐れがあることなどを次々と並べ立て、夫婦ともに病院や施設へ入所するのが望ましいと主張しました。さらにはこの夫妻の訪問看護師までもが、薬の調節のためといって入院に賛同したのです。

私は即座に強く反論しました。夫婦が自宅で療養することを望んでいるからには、まずはそれをどうすれば実現できるかを考えるべきです。まして都会であれば人の目は多く、たとえ外出して動けなくなっても誰かが見つけて保護される可能性は十分にあり、即座に命の危険があるなどとはいえません。問題といっても人に危害を加えるようなレベルのものではなく、この先もそうなるとは考えにくい状況です。夫の負担が増すのは間違いないとしても、妻を守ることが彼にとっての生きがいになっているのだとすれば、それを他者の勝手な判断だけで取り上げるべきではありません。何より、私たちが力を合わせて看ているのだから、絶対に共倒れになどならないはずだ、と主張したのです。

認知症の症状をコントロールするために入院させるのは、私に言わせれば前時代的なやり方です。時代はすでに変わり、今は地域包括ケアシステムが推進されています。皆が地域で結びつきながら生きることを目指すべき時代なのです。そもそも強制的に入院させるのは人間としての尊厳を無視する行為であり、人権侵害です。認知症のお年寄りを施設に閉じ込めて問題を片づけるようなやり方は、許されるべきではありません。
また、認知症の人が地域でトラブルを起こしてしまう問題に対し、関係者が永遠に四六時中監視し続けなければならないということはあり得ません。お年寄りや体の病気を抱える人であれば、活発に外出できる期間も自ずと限られます。そのなかでどのように問題を乗り越えていくか、連携を取り、環境を整え、工夫をしていくか、そのために地域のケアの力を向上させることが求められているのです。

認知症の人を社会から切り離して施設に囲えば、周囲は問題を遠ざけられて一安心ですが、それは人を「片づける」というやり方です。しかし、「片づけられた」本人は決してそんな人生を望んではいません。人生１００年時代といわれる今、誰でもいずれそうなる可能性があるとすれば、私たちは、より良い解決策を模索する手を緩めるべきではありません。そしてこれは認知症に限らず、健康に関わるあらゆる問題で同じことがいえます。今こそ、地域医療の未来への扉を押し開いていかなければならないのです。

介護保険が施行されても、在宅死は減少

私の実感でいえば、お年寄りたちは私たちが思っているよりも「死」に対しての恐怖心が強いわけではありません。むしろ、死に至るまでの過程で痛みがあったり苦しんだりすることへの恐怖や、認知症になってしまうのではないか、寝たきりになるのではないかという不安が強いのです。また、家族には迷惑を掛けたくないとも思っています。そしてほとんどの人は、病院よりも施設よりも、自宅で最期を迎えたいと心から願っています。

人間の尊厳を守るうえで、その人が望む場所で最期を迎えることは非常に重要ですが、実際にはそれが実現できていないのが現実です。

2000年に介護保険が施行された時点で、日本の在宅死亡率は13・9%でした（厚生労働省「平成28年（2016）人口動態統計（確定数）の概況」）。2020年の在宅死亡率は15・7%です（厚生労働省「平成28年（2016）人口動態統計（確定数）の概

況」）。介護保険が導入されて20数年が経つにもかかわらず、逆に家で死ねない時代になっているのです。数十年で病院での死亡率は80％弱とあまり変わりはなく、施設で最期を迎える人が増えているのです。

さらに、在宅死亡率が全国平均で15・7％となっていますが、そのなかには異状死も含まれています。病気などによる自然な死ではなく、孤独死など死体検案になっていたケースも多く含まれています。死体検案になった割合は地域によって異なり、東京などは70代くらいの独居の男性が社会から孤立し、酒を浴びながら死んでいたケースも少なくないようです。

こうした事例を除くと、自宅にいて家族や訪問看護師、医師らに看取られた患者の割合は在宅死亡率の6〜7割ほどではないかと考えています。そのため、在宅で看取られての死亡率は15・7％×6割＝9・4％です。私はこれだけお年寄りが増え、多死社会になっているのに、わずか1割未満の人しか、自宅での穏やかな看取りを実現できていないと考えており、これはあまりにも少な過ぎるのではと甚だ疑問に感じています。

国が進める地域包括ケアシステムとは、本人が望めば自宅で最期まで生き切ることのできるシステムのはずです。しかし、現時点では日本全国、まだどこの自治体も達成できていないのです。

がんや事故で亡くならなければ、90過ぎまで人生が続く

現代人の寿命は、昔に比べてはるかに延びています。1000年以上前の平安時代には、日本の平均寿命は26歳、今から約150年以上前の江戸末期の頃は31歳といわれています。平安時代末期から江戸時代末期までの約700年掛けて、平均寿命はたった5年しか延びていませんでした。しかし、近代以降の100年で日本人の平均寿命は現在84歳と、50年以上延びているのです。医学の発達、抗生物質の進化のおかげだと思います。

今は人生１００年の時代が到来しています。２０２０年に生まれた子どもが１００歳になる確率は約２分の1、現在、私と同じ年齢の人が１００歳になる確率は約４分の1ともいわれています。こうした今の日本の平均寿命のなかには若くして亡くなってしまった人も含まれています。

そのため、運悪くがんになってしまったり、交通事故で若くして亡くなってしまったりしない限り、介護保険を使いながら90歳くらいまで生きられるのがほとんどなのです。死亡年齢の最頻値、つまり最も多くの人が亡くなる年齢は、男性が80歳を少し過ぎた頃、女性は90歳の少し手前で（厚生労働省「令和３年簡易生命表の概況」）、そこを通り過ぎて、さらに生きる人も多数います。

私は患者たちにも人生90年、いや１００年時代だと声を掛けています。誰もが思った以上に長生きをするのですから、この変化を前提にして医療や介護のあり方も見直していかなければなりません。

今の時代、高齢期と呼ばれる時間もかつてないほど延びています。現在の社会では65歳以上が高齢者とされていますが、これは人生50～60年といわれた昭和初期のイメージです。60代はまだまだ現役で働いている人も多く、80代、90代の老親の面倒を見ている人も珍しくありません。今の65歳はまだまだ若者といえます。

では後期高齢者といわれる75歳はどうかというと、70代もまだまだ若者のうちに入ります。大きな病気をしても、治療とリハビリによって復活する人も多いのが70代です。

80代になってようやく、昔の時代の高齢者の領域になってきます。でも80代はまだ元気な高齢者です。90歳を過ぎてくると本当の意味での後期高齢者になります。そして100歳を過ぎるとほとんど苦しむことなく老衰で穏やかに人生を終える人が多くなります。

長い高齢期の時間を充実したものにするには、がんや脳卒中のような大きな病気を予防しながら、できるだけ元気に過ごすことが大事です。どんな人でも年を取る過程の最後には、介護が必要になったり、認知能力が衰えてしまったりするときが必ずきます。寝たきりになったら大変、認知症になってしまったらもうおしまいではありません。たとえそうなったとしても、人生の最期の日までその人らしく生きられる、そういう地域社会をつくっていく必要があります。

地域の命を支える仕組みを自分でつくる

寂しそうに背中を丸めて生き、やがて病院や施設で命を終えていく――。戦後の貧しい日本で自己犠牲を払いながら、豊かな日本をつくってくれたお年寄りたちのそんな姿を見ると、私は申し訳ない思いでいっぱいになります。

父から診療所を継いだ私は、高齢者の自宅で最期を迎えたいという願いが叶えられない現実は絶対におかしい、誰も叶えてあげられないのなら自分が地域医療・地域の文化をつくり、その思いを叶えてあげたいと決心したのです。

ただし、優秀な医師だった父の晩年を見て、医師も患者と同じように年を取り、老いていくことを強く感じました。開業医にとって、日進月歩で発展する医学に追いつくことだけでも大変であり、加齢に伴う衰えを補うことはなおさら大変です。継続性という観点から、私は開業医がたった一人でできることの限界を感じていました。

そんなときに私よりも20歳以上も年上で、医療・介護施設の経営にも明るい、人生の師とする人との出会いがあり、ようやく私の思いがかたちになり始めました。

2000年の介護保険制度が施行されるときに、有限会社を設立し、千倉に訪問看護ステーションとヘルパーステーションを設立しました。そして翌年には病院を法人化し、医療法人としました。2002年には父が赴任した病院跡地を使い、デイサービスセンターを設置しています。

2006年には千倉から車で20分ほどの館山に、老人保健施設を建てました。同年には社会福祉法人を開設し、グループホームと認知症対応型デイサービスをつくりました。

2010年には父が開業した地で診療所をリニューアルし、その後も2012年に掛けて、グループホームや老人保健施設の増床を図ってきました。

このようにして法人の設立から10年以上の歳月を経て、地域住民の命を元気にさせ、命を輝かせるツールはほぼできあがりました。

しかし、施設をつくり、設備をそろえさえすれば、自動的にお年寄りの望みを叶えるケアを提供できるわけではありません。私は今現在もなお、より良いチームケアを提供するために日々奮闘しています。大好きな千倉で、地域の人たちがその人らしく尊厳をもっていきいきと生き切ることのできる文化をつくるべく、模索を続けていくのがこの町の医師としての役目だと思っているからです。

第2章

北欧の高福祉国から学んだ「Trust, Respect & Smile」

地域全体で支え合う医療のかたち

私の地域医療を方向づけた貴重な出会い

病院の医療とは、一言でいえば命を助ける医療です。それに対して地域医療は助かった命を支え、命を元気にし、命を輝かせるための医療です。

命が輝くとは、年を取っても病気をしても、その人が望む場所でその人らしく笑って暮らせるということです。そのためには医師や看護師も地域へと出ていき、その地域の特性や住民一人ひとりの暮らしを知ることが不可欠です。そして医療ケアを提供する側と受ける側とがお互いを信頼し合い、みんなで協力してつくり上げる優しい医療こそが地域医療だと私は考えています。

私がこうした考えに至るまでには、さまざまなかけがえのない出会いがありました。私が地域医療に関わるようになった原点は、東京医科歯科大学を卒業して入職した医療法人にあります。この法人のセンター病院の一つである病院が私の医師としてのスタートの場です。場所は埼玉県の三郷市、東京と千葉と埼玉が接するところの埼玉にあり、そばに江戸川が流れ、松戸駅がいちばん近いという立地です。

私が就職した当時は大学病院を中心に医療の高度化・専門化が進んでいたときです。私以外の同期は全員、大学病院に残って専門医の道へと進みましたが、私は興味のあった地域医療にどっぷり浸かりたいという思いで、同期のなかでただ一人、一般病院に入職しました。

この病院は、この地域に拠点病院をつくりたい病院側と市民が一緒になってつくり上げた新しいタイプの病院でした。私がここを医師のスタートとして選んだのは、医師や看護師、スタッフはもちろん、医療職と患者会を組織していた市民側にも熱意を感じたからです。医療スタッフだけでなく、外来を訪れる市民の目までもが煌めいていました。

そして当時の院長が飲み会の席でなぜかバク転を披露してくれたことで圧倒され、私は酔った勢いもあってその場で入職を宣言したのです。

ここで医師になり、初めて看取った患者のことは今でも覚えています。70歳くらいのK

さんという肺がん末期の男性患者でした。突然呼吸が止まったことを上級医へ伝えると、すぐに心臓マッサージが始まり、人工呼吸器管理になりました。病棟では鼻からチューブの入った高齢者たちが口をあんぐりと開け、うつろな目をしながら命を終えていました。Kさんをはじめ、穏やかな最期を迎えることは難しく、みんなが同じように病院で死んでいた時代です。

地域医療のメッカ、佐久総合病院と長野モデル

この病院で私が指導を受けた先輩医師が、増子忠道先生や鈴木篤先生です。増子先生は「東大医学部経済学科」と呼ばれるほど、医師でありながら経営手腕のある方で、医療機関における経営的な視点を学びました。そして鈴木先生からは、外科の面白さや医療の奥深さを教わりました。鈴木先生は東大卒の外科医、当時40代の若き院長として手術や外来

に加え、院長業務もこなしながら夜間当直までされていました。

私はその鈴木先生に外科研修を受けました。外科といえば、切ったり縫ったりの手術だけをしていればいいのかと思っていましたが、実はそうではありません。術後も切除組織の標本づくりに数時間を掛け、術後患者のもとで泊まり込みながら全身管理をするなど、非常に繊細な仕事であることを知りました。

また、鈴木先生は職場でひとりぼっちだった研修医の私に、レントゲンや超音波検査の読影などを夜遅くまで指導してくれました。優しく厳しい指導で、すべてにおいて自信のなかった私が医師としてやっていく自覚をもつことができたのは鈴木先生のおかげです。

その当時より、長野県厚生農業協同組合連合会が経営する佐久総合病院は私たちの目標でした。地域に密着した総合病院で、若月俊一先生というカリスマドクターがおり、全国から地域医療を志す若き医師たちが集まっていました。佐久総合病院は地域医療のメッカのような存在だったのです。

若月先生は「ヴ・ナロード」という合言葉を掲げていました。これは19世紀末ロシアの社会運動家たち（ナロードニキ）のスローガンで、普通「人民のなかへ」と訳される言葉ですが、私たちは「地域のなかへ」と解釈しています。医療者が地域のなかへ入っていき、病院からでは決して見えない風景を見ること、病院には届かない地域の声に耳を傾けることを重視していました。

このような地域治療を目標に掲げ、私が勤めていた病院でも地域の人を対象に健康講座を開催したり、患者宅を訪れて在宅医療を行ったり、地域の人の健康と人生を支える医療を提供していました。このときの経験が今の私の大事な礎になっています。

さらに地域医療の先進地・長野県で行われてきた医療保健政策は長野モデルと呼ばれています。都道府県別の平均寿命を見ると、短命な傾向の県は青森県、岩手県、秋田県などです。寒いうえに、地域の食文化も他地域と比較すると塩分摂取量が多く、高血圧や心疾患、脳卒中などが多いからです。

一方、最も長寿な県は暖かい沖縄県ではなく、山国の厳しい自然で知られる長野県で、男性の平均寿命が2位、女性が1位でした（厚生労働省「平成27年都道府県別生命表の概況」）。しかも長野県は高齢者一人あたりの医療費が少ない県としても知られています。

こうした長野県の医療における最大の特徴は、予防医療が進んでいることです。医師や看護師、保健師、栄養士らが地域のなかに積極的に入っていって住民の声を聞いています。だから何が問題なのかが分かり、それを解決するための工夫ができます。看護師や保健師などの専門職と地域の人が一体となって、健康寿命を延ばしているのです。

そこで私は、この長野モデルを千倉にも導入しようと意識して努めてきました。大きな病気を予防するために定期的な検査を行い、看護師による生活支援を実施し、現場に出掛けて在宅医療を提供するようになりました。さらに高齢者を元気にするためには、体を動かす習慣をつけたり、社会活動に参加したりといった生活環境も重要です。そのために健康講座の開催や、地域の人が互いにつながる地域活動にも力を注いできています。

「私の命を先生に任せたよ」と言われる医師に

私は地域医療に携わる医師として「1日32時間、365日、患者のために」をモットーにしています。これは「実地医家のための会」の創始者である永井友二郎先生から、町医者なら24時間、365日、常に患者のために尽くせというメッセージをもらい、確固たる信念となりました。なお、1日32時間というのは、24時間を上回る気持ちで、地域の人の人生を丸ごと診ようという私の意気込みの表れです。

「実地医家のための会」というのは、大学の医局が中心となり専門化・細分化が進んだ現代医療に疑問を呈し、患者を丸ごと一人の人間として診る医療を目指すため、1963年に永井先生をはじめ有志によってつくられた会です。いわば地域で患者を丸ごと診ようという、心ある町医者たちの集まりであり、現在も日本プライマリ・ケア連合学会などを通じ、各地で学びを続けています。その永井先生から直々にメッセージを受けたことで、私は自分の信念は間違っていないのだと心が軽くなったのを覚えています。

都会の病院では、医療の専門化・細分化が進むとともに効率化が進んでいます。都心部の開業医なら、駅前の医療モールで朝8時から夕方6時くらいまで仕事をして帰るというサラリーマンのような働き方もできます。しかし、それでは地域住民が夜間に困ったときに医師を頼ることができません。子どもが深夜に熱を出しただけでも救急病院を受診し、何時間も待たされた挙句に解熱剤を数粒もらって帰るというのでは、夜間は無医村にいるのも同然であり、地域の住民の命を守ることこそが最も大切な責務であるという私の考え方とは正反対の状況です。

私の父や母がそうだったように、診療所と生活空間が密接していて、地域の人が困っていればかかりつけ医として、夜中でも休日でもいつでも診療をするという昔ながらの医療が私の理想であり、永井先生の言葉はその背中を押してくれるものでした。だから私は診療所に自分の携帯電話番号を張り出し、患者にもその家族にも、困ったらいつでも電話をしてほしいと伝えています。

私の拠点である千倉では、都心部のようにたくさんの医療機関はありません。ですから、私の診療所が選ばれているいちばんの理由は、ほかに選択肢がないからです。とはいえ、来院した人が私を頼り、「私の命を先生に任せたよ」と言われることに私は全力で応えていかなければいけません。

診療所の数は少なくとも、どんなときも地域の人の命を守ることにおいては、日本一安心できる地域をつくりたい、そう考えて活動してきたことが少しずつ地域の人にも伝わっていると感じています。

看護師に育てられた医師

永井先生が唱えたのは、医師中心の医療から、病人中心の医療へという思いです。病人や弱った人を元気にするためには医療だけでは不十分です。人を癒やし、その人らしい暮らしを支えるためには、ケアの視点が欠かせません。

そこで私自身も医師がすべてを主導するのではなく、医師と看護師や理学療法士、作業療法士などのセラピスト、介護職員たちと、それぞれ役割を分担しながら進めるチームケアを心掛けてきました。

特に医師と看護師は、専門性は異なるものの対等な関係であり、パートナーであるべきだと考えています。医師の指示に看護師が服従するのではなく、チームメートとして互いを信頼し支え合うことが重要です。医師は方針を決めるキャプテンではありますが、個々のメンバーが自分のもてる力を尽くして最善のケアをするには、ただ指示に従うのではなく自分の専門性に誇りをもって自立する必要があります。だから高齢者の看護ケアについては私も看護師の意見を尊重しますし、看護師の指示にも従います。

そうした考えに至ったのは、私が看護師に育ててもらった医師だからでもあります。入職して最初の2年間の研修医時代、同期は誰もおらず、相談できる仲間もなく私はひとりぼっちでした。そんな私のそばにいて、私をいつも指導してくれたのが病院の看護師たちでした。常に励まし、背中を押し続けて私を育ててくれたのです。

そんな看護師のトップにいたのが、日本赤十字看護大学（名誉教授、2023年現在）

の川島みどり先生です。当時、川島先生が勤めていた病院には先生の教えを受けた熱き心の優秀な看護師たちが集まっていました。私が敬う先輩医師たちも、川島先生を尊敬していました。医師から認められる看護師はいますが、医師からも尊敬されている看護師は決して多くはありません。

私が入職した頃には、すでに川島先生は看護の現場を離れていましたが、川島先生の教えは、常に私の身近にありました。例えば、ケアにおけるコミュニケーションの基本の一つとして「てあーて：TE-ARTEをする」という教えがあります。これは川島先生の造語で、患者に手を当てることを指します。患者に実際に触れることで皮膚の温もりを伝え合い、そこから言葉だけでは伝わらないさまざまな情報を互いに得て、相互理解が深まるという考え方です。私は今でも、外来や訪問診療で必ず一人ひとりの血圧を測定し、聴診をするという手を当てる診察を貫き通しています。

また研修医時代、まだ医師としての力量が何もない私は、入院患者のもとを1日3回は訪れ、なにげない世間話をしてただ笑わせていました。笑うことで元気を取り戻してほしいと思ったからです。そして皆が早く元気になって自宅へ戻れるよう励まし、勇気づけていました。年老いたら病院で死ぬのが当たり前だった当時から、早く病院を出て住み慣れた場所でその人らしく笑って過ごしてほしいという思いは、今も変わっていません。

日本の高齢者医療に足りないケアの視点

私の医療活動の土台を築いていくうえで、もう一人師と呼ぶべき人に理学療法士の三好春樹さんがいます。三好さんは特別養護老人ホーム生活指導員として働き、その後に理学療法士となり、長年にわたり高齢者や認知症の人のケアについて発信してきた人です。現在は生活とリハビリ研究所代表として、求めるべきケアの普及活動や執筆活動などを続けています。

私が初めて三好さんを知ったのは、今から25年ほど前のことです。同じ千倉町内にある花の谷クリニックの講演会に参加したのですが、これは私が経験したさまざまな講演会や研修会のなかでも、特に感動した講演会の一つになりました。三好さんは柔和で笑顔が温かく、言葉巧みで話が面白い、人のいいおじさんという印象でした。もちろんその講演の内容は面白いだけでなく、切れ味鋭く、弱い人に寄り添うケアの本質をついています。

25年前はまだ抑制に関する規制やガイドラインが今のように厳格化されておらず、年を取って認知症になり、暴れたり大声を出したり徘徊したりといった問題行動が出てきたときには、手足をベッドに縛りつける抑制や隔離、薬による鎮静といった措置はやむを得ないと考えられていました。高齢者介護の現場でも、高齢者の人権侵害や虐待まがいのことが当然のように行われていたのです。

それに対して三好さんは高齢者の嫌がることをしない、認知症の問題行動を治す、正すのではなく、ともに暮らすことを大切にするという新たなケアの視点を提案していました。そして具体的なリハビリや支援の方法について、実技指導も交えて指導をしていました。

三好さんの講演を聴いて、ケアの神がこの世に降りてきた！　というくらいに感動した私は、それから毎週末、三好さんを追いかけて東京、神奈川、長野に講演会を聴きに行きました。また生活リハビリ講座という勉強会に毎月参加し、弱った高齢者が元気になるリハビリの基礎を学びました。おそらく医師でその講座に参加していたのは、私一人だと思います。


現在は介護保険も施行されて高齢者福祉が広く行われていますが、三好さんが主張してきたことはまったくブレません。数十年前は変わったことを言う人だと異端児扱いもされていましたが、今では医療業界が進むべきケアの正統派になり、医師からも尊敬され、大きな影響を与える人になっています。

こうした地域医療の恩師たちに出会い、すばらしい教えを受けながら、私は地域医療のために走り続けてきました。そして私の診療所が自分を含めて医師3人体制になり、グループのスタッフも総勢100人を超える規模になった2017年、大きなチャンスが訪れました。高齢者福祉の先進国であり寝たきり老人のいない国、そして国民の幸福度が世界一といわれるデンマークに視察に行けることになったのです。

世界一幸せな国、デンマークへ

デンマークは、北はスウェーデンをはじめとしたスカンジナビア諸国、南はドイツと国境を接する北欧の国です。面積は九州より少し大きいくらいで、人口は約589万人（2023年）です。千葉県の人口が626万人ほど（2023年）なので、千葉県より人口が少ない国ということになります。

いわゆる高福祉高負担国家で、教育と医療・福祉に非常に力を入れており、高齢者福祉や児童福祉の充実で知られた国です。各国の経済状況を表す一人あたり国内総生産（国内総生産をその国の人口で割ったもの）は日本の約1.7倍です（IMF統計　2021

年）。産業としては酪農や養豚が盛んで、食糧自給率は１８５％と高い水準です。

ノルディックモデルといわれる高福祉高負担国家であるデンマークでは、所得税は50％以上、消費税は25％と、現在の日本と比べて非常に高い税率となっています。ただしその分、教育、医療、福祉の水準が非常に高く、国民生活を強力に支えています。２０１４年の国連世界幸福度調査では幸福度第1位に輝いた「幸福大国」なのです。

命を守り支えることを使命とする私にとって、このようなデンマークの医療・介護の仕組みに触れられるのは、学びを深める絶好の機会です。厳しい自然のなかで、人々は地域でどのようにして最期まで生き切るのか、そして本当に寝たきりゼロなのか、そうはいっても地方などには寝たきり高齢者がいるのではないか、さまざまな興味を抱えて私と仲間たちがデンマークに旅立ったのが、２０１７年3月のことです。

Trust（信頼）& Respect（尊敬）

3月のデンマークは寒いことは寒かったですが、カラッと晴れて澄んだ青い空が広がり、私たちの滞在した1週間余りは比較的過ごしやすい気候が続きました。

消費税25%ですから、サンドイッチと飲み物などちょっとした軽食を買うだけでも日本円に換算すると千円以上が掛かってしまい、さすがに多少の戸惑いはありました。しかし、デンマークの人たちにとって税金は社会のために使われて自分に戻ってくるものであり、自分のためのものだという認識がしっかり根付いていて、皆が納得して支払っています。

研修先のあるネストヴェズ市の職員でガイドを務めてくれた女性は、税金がどのように使われているのか国民が監視しており、不正はあり得ないと断言していました。とはいえ、すべてのお金の使われ方を監視できるわけではないはずです。私がその点を指摘し、なぜ不正や横領がないと言い切れるのか尋ねると、女性は即座に答えを返してくれました。Trust（信頼）とRespect（尊敬）があるからだというのです。私はこの言葉を聞いて感動しました。互いに互いを信じ合って、尊敬の気持ちで人と人がつながっているということです。信頼に基づく絆の国、性善説の国、悪い人のいない国ということです。

デンマークの人は納得のうえで税金をたくさん払い、税金が適切に使われているかどうかを検証し、そしてその恩恵を受け入れています。デンマークの国民の幸福度が高いのは、こういうところに理由があるのかと感心しました。

日本では、本当に国民のことを思って行われているとは到底思えない事業も多く、税金を奪われたという気持ちになることがいまだに少なくありません。長寿国、経済大国、平和で安心な国であるはずの日本で、国民の幸福度が決して高い水準とはいえない状態にあるのは、こうしたことにも表れていると思います。

視察研修の関係者も街ゆく人も、いつも笑顔で声を掛けてくれます。まさにTrust, Respect ＆ Smileの国、デンマークです。そこに滞在しながら、私は改めて幸せについて考えさせられました。私たちの人生の目的は、一流大学に行き一流の仕事に就いてお金持ちになり地位を築くこと以外にあるはずです。人生の目的は、幸せになること、これに尽きます。地域の人の幸せのために医療者にできることは何か、それを考えていかなければなりません。

寝たきり老人がいない国

デンマークは寝たきり老人ゼロの国だと聞いてはいましたが、正直、さすがにゼロは誇張なのではないかと私は少々懐疑的でした。しかし、現地で医療・介護の現場を案内してもらって、確かに、ゼロといっても差し支えないレベルのものだと納得させられました。

国民の平均寿命は、日本の84歳に対してデンマークは約81歳です（WHO、2021

年）。3年の差をどう評価するかはともかく、私が現地で感じたのは、デンマークでは命の長さより命の豊かさを大切にしており、長生きそのものにあまりこだわっていないのではないかということでした。デンマークでも高齢化が進んでいますが、寝たきり老人大国となっている日本とはあまりにも状況が違います。厳しい自然の国で、しかも日本よりも核家族の文化が徹底しているデンマークで、寝たきりゼロを実現していることに、学ぶべきところは多いはずです。

デンマークでは子どもたちが成長し自立すると、家を出ていきます。子どもの独立後は高齢夫婦二人暮らしになります。夫婦二人の片割れが亡くなると独居老人になりますし、老いる過程で認知症が進んでいく人も当然います。それでも自宅か、あるいはケア付き住宅のどちらかを選んで、そこで最期まで過ごします。

実はデンマークでは1980年代の高齢者施策として、高齢者を施設に入れて介護をする施設サービスを解体することを決めています。そして自宅か、地域のケア付き住宅に移り住むか、どちらかを高齢者自身が選んで、その地域で生き切ることができる施策が敷かれています。

冬は札幌以上に厳しい環境なのに、高齢者たちは施設ではなく自宅、あるいは地域のケア付き住宅で、その人らしい余生を過ごしています。日本で見られるような要介護になると人里離れた山のなかの施設に入れられ、人生を分断されて、人間としての存在を忘れられて最期を迎えるのとは大きく違います。

デンマークの高齢者福祉の3原則

デンマークは世界一の幸福大国とされていますが、あくまでも調査に基づいた結果の一つとしての評価ですから、例えば、すべての高齢者が亡くなるときに幸福を感じているかどうかは定かではありません。要介護となっても地域で独居生活を続けた高齢者が、最期を迎えるにあたってどのように感じているかというのは、私にとっては重要な関心の的でした。このことについてもガイドをしてくれた女性に尋ねたのですが、やはり彼女の返答は自信に満ちた力強い肯定でした。その理由は高齢者福祉の3原則という理念のもと、本人の望む場所で最期まで生きられることにあるといいます。

デンマークにおける高齢者福祉の3原則とは、次のようなものです。

高齢者福祉の3原則

①人生、生活の継続の尊重
②自己決定の尊重
③残存能力の活性化

①の「人生、生活の継続の尊重」というのは、年を取って要介護になったり認知症になったりしても、それまで生きてきた場所・地域で、その人のペースで暮らせることを尊重するという意味です。高齢者は自宅かケア付き住宅かを選んで、そこでずっと暮らすことができます。自立した生活ができる高齢者だけでなく、要介護になった独居の高齢者でも、ケアスタッフが1日数回訪れて、自宅で生きることを支えます。

実際に高齢者たちの生活も見せてもらいました。多くの自宅は独居でも寝室、食堂、キッチン、居間の3〜4室がありなかなかの広さです。室内には花や絵画、人形、ガラス器などの装飾品、本人や夫婦、子どもたちの写真などが飾られ、高齢者本人も穏やかな笑顔で過ごしていました。その人の人生の流れが守られ、思い出と一緒にその人らしく生きているという印象を受けました。独居の高齢者が自宅で亡くなるときにも、ひとりぼっちでは死なせないという理念があり、隣人やボランティアがそばについて看取るということです。

②の「自己決定の尊重」は、高齢者が自分の人生を自分で選び、決めるということです。デンマークは個人主義の国であり、自分の人生は自分で決めるという姿勢が徹底しています。

独居老人になっても認知症の症状が出てきても、子どもや家族が心配していても、本人が在宅を希望すれば自宅で過ごしています。たとえ車椅子になった高齢者がエレベーターの付いていないビルの3階に住んでいても、本人の了承を得なければ、別の場所に移らせることはできません。そして一人暮らしの高齢者は自宅を訪れるケアスタッフとの会話や、週末に子ども家族が孫を連れて訪問するのを楽しみに過ごしています。

私は訪問先の男性の高齢者と話をしていろいろ聞かせてもらいながら、寂しくはないかと尋ねてみました。老人は笑い、もちろん寂しいと率直に打ち明けてくれます。それでも自分の人生を自分で決めているという幸せは確かなもので、それが自分には大事なのだと教えてくれました。

私はこの返事を聞いて深く感心させられたのと同時に、日本との違いを思ってすぐには言葉が出ませんでした。患者や高齢者の「自己決定の尊重」は本来、人の尊厳を守るうえで欠かせない要素です。しかし日本では年を取って要介護になると、患者本人の意見はいとも簡単に無視されてしまいます。介護の不安におののく家族に振り回され、病院の医師や医療相談員の判断で高齢者を後方病院、後方施設へと送ってしまいます。高齢者の自己決定の尊重が軽んじられ、その病識さえもたないのが今の日本の高齢者医療です。日本では、それが本人のためにいちばんいいのだと考えられているわけですが、目の前の男性はまったく正反対のことを当然のように語ってくれました。そこで私が常々感じていた違和感や憤りは正しかったと、はるか遠いデンマークの地で確信したのです。

そして③の「残存能力の活性化」というのは、日常生活のなかで高齢者ができることを奪わず、自分でできることはなるべく自分でしてもらうということです。デンマークにおける要介護の高齢者の在宅生活は、おおむね次のような内容になります。

朝：モーニングケアのヘルパーが自宅を訪れる。高齢者はヘルパーの支援で着替えをしてトイレを済まし、ヘルパーの用意した朝食を摂る。

昼：アクティビティとして自宅で趣味の活動をするか、あるいは外出するかを決める。その後、車椅子などで外出し、レストランでは自分でメニューを選んで昼食を摂る。

夜：ナイトケアのヘルパーが訪問して自宅で夕食を摂る。その後に口腔ケアをし、寝間着に着替えて就寝する。

ヘルパーの訪問は介護の必要性により1日1回の人もいれば、1日に何度も訪問する場合もあります。デンマークの高齢者福祉では、ヘルパーたちが大活躍しています。人口1万人あたり400人のヘルパーがいて、しかも公務員として教育を受けた人たちです。

ヘルパーは高齢者が自分ではできない家事などの支援をしますが、本人ができることには手を貸しません。自分で食べられる人に食事介助はしませんし、着替えや排泄ケアなども同様です。そして朝は着替えをしてベッドから離れ、昼間はアクティビティをして過ごし、夜は食事を摂ったら寝間着に着替えて寝るという人間的な生活リズムを徹底させることで、寝たきりゼロが実現されているのです。

一方、日本の高齢者医療では、体が弱った高齢者がけがや転倒をしないようにと一日中ベッドに安静にさせています。そんなことをすれば、高齢者はますます弱ってすぐに寝たきりになってしまうだけなのに、おむつをつけてベッドに寝かせたままにし、終日寝間着のままで1日3度の食事もベッドの上で摂るのです。こういう生活が、寝たきり老人を大量につくり出しています。

高齢者を元気にするためには日中離床と寝食分離が大事です。つまりベッドから起こして着替えをさせ、昼間は別の部屋で食事をしたり好きなように過ごしたりして、夜になったらまたベッドへ行って休むという生活を徹底しなければいけません。これも、以前から私たちが地域の人たちに伝えてきたことと重なります。

こうした高齢者の在宅ケアのほかにも、在宅患者向けの配食システムについての勉強をしたり、認知症の高齢者のグループホームの見学、認知症ケアなどを学んだりして、デンマークでの約1週間の研修は、あっという間に終わりました。

デンマークでの研修はさまざまな学びに満ちていました。なかでも最も大きな収穫は、自分たちがこれまでやってきた地域医療や高齢者福祉は間違いではなかったという確信が得られたことです。

地域医療とは「優しく地域に突き返す」こと

デンマークから帰った私は改めて決意をしました。それは、千倉を世界一幸福な地域にするということです。日本一を飛び越してしまいましたが、デンマークでの経験が鮮烈な印象として残っていましたから、あれを超えるものを目指そうと意気込んでいたわけです。

高齢者福祉の3原則を私なりにいい換えると、要介護や認知症になっても本人の望む場所で生き切るということだと考えます。千倉でこれを実現するためにすべきことは、大きく3つ挙げられます。

(1)病院に入院した高齢者を元気にし、優しく地域に突き返す

(2)地域全体で少しずつ弱っていく高齢者を見守り、支えていく

(3)本人が望めば、自宅で最期を看取れる地域をつくる

現在の日本の高齢者医療では(1)「病院に入院した高齢者を元気にし、優しく地域に突き返す」というところがなかなか実現できていません。入院した高齢者本人は自宅へ帰りたいと訴えているのに、その尊厳・人権を無視して後方病院・後方施設へどんどん送られていきます。ほんの2週間前までは自宅で普通に過ごしていた人ですら、ちょっとした入院を機に自宅での暮らしを奪われてしまいます。そしてベッドしかないところで寝たきり老人となっていきます。

しかし、弱った高齢者が自宅で過ごせるのかどうかは、自宅へ戻らなければ分かりません。退院する前に自宅療養できるかどうかを判断できるスケールはないのです。要介護になった高齢者でも病院での抑制を外し、点滴をやめて、ベッドから身を起こして、たとえ立てないとしても足を床につけて体を動かそうとするだけで元気になってきます。足底のツボを刺激すると胃腸が動き出し、排便が促され、食欲も出てきます。

そして住み慣れた自宅に戻ると高齢者は何より安心します。自宅には思い出の品があ

り、生活用品も家具家電も何がどこにあるのか体が感覚として覚えています。そして食べたい物、やりたいことのために自分のペースで動いているうちに、頭や体がだんだん元気になっていくのです。

私の場合、退院を控えて在宅生活が難しいかもしれないと思える患者でも、本人の意思を尊重して帰宅させています。何かあれば自分が診るからと胸をたたいて、地域へ優しく突き返すのです。そうすると多くの人が約1カ月で、入院前と同じくらいの状態に回復するため、私たちはこれを〝在宅マジック〟と呼んでいます。在宅で奇跡が起きて元気になるのです。

1カ月程度の入院であれば、独居で認知症があっても自宅に帰り、適切に介護保険を使えば、80％以上の人が自宅で過ごすことができます。このことを地域の病院の医師や看護師、医療相談員、介護の専門職、そして高齢者の家族に知ってもらう必要があります。

地域で暮らすお年寄りを支えるために、(2)「地域全体で少しずつ弱っていく高齢者を見守り、支えていく」、つまり、地域の人とのつながりを築き、互いに支え合う文化をつくっていくことも大切です。

都会では隣に誰が住んでいるか分からない、エレベーターで乗り合わせても挨拶もしないなど、ドライな関係が快適とされています。人とのつながりなどというと煩わしく思う人もいますが、それはその人がさしあたり健常で自分のことは自分でできる立場にあり、かつ、それを失った人たちへの思いやりに欠けているためにに言えるわがままです。自分がいざ弱者になり困ったときに、人とのつながりがどれほど大切であるか身に染みて思うに違いありません。

人は老いて死に近づく過程で必ず弱者になります。以前はできていたことが一つひとつできなくなって次第に閉じこもりがちになり、運動不足で足腰がさらに弱って体の自由を失っていくのです。外出が減れば着替える必要もなくなり、人と話す機会も刺激も少なくなり、ひとりぼっちの、何もできない存在になっていきます。そうならないために、誰かがそばにいることの大切さは計り知れません。年を取るほど人と人とのつながりは重要で、得難いものになります。人との関係は一朝一夕で築けるものではありませんから、意識して関係を広げ、絆を深めていくことが大切なのです。

その点、私の医院のある千倉町平舘（へだて）地区には、昔ながらのコミュニティが形成されています。そして医療・介護の専門職と行政、地域住民が一体となって地域のキーステーションをつくり、地域の住民同士が互いに助け合い、命を守り合う社会を目指しています。

平舘ではみんなが互いの顔はもちろん、家族構成や住まいも知っているため、老いが進んで閉じこもりがちになっている高齢者がどこにいるかもすぐに分かります。住民たちの間で情報が行き交い、以前よりも物忘れがひどくなった人の噂や、夜に徘徊していたという話を聞いてみんながお互いに気をつけ合おうとする環境があるのです。

元気を失ってしばらく顔を出さなかった高齢者が久しぶりに姿を現せば、周りの人から声が掛けられます。住民同士が心配し合い、励まし合い、いたわり合うことで、うつろな目をしていた高齢者もちょっとずつ笑顔が出てきて、元気になっていくのです。地域に自分を心配してくれる人がいる、あそこに行けばみんなと話ができるという地域の絆が、高齢者の心身の活力になります。

命に優しく、心豊かな、幸せを感じられる地域であること、高齢者が元気よく最期まで生き切ることのできる環境をつくっていくことが地域医療を担う医師の役目だと思います。認知症などの問題があると施設へ収容してしまう施設収容型問題解決ではなく、地域の人たちが互いに支え合う地域内問題解決ができるようになることを目指して、私もコミュニティ活動に積極的に取り組んでいます。

さらに重要なのが、⑶「本人が望めば、自宅で最期を看取れる地域をつくる」ことです。入院のほかに、高齢者が本人の意思に反して病院や施設に送られてしまう理由としては、認知症や要介護度の進行が挙げられます。

初めは家族で介護できると考えていたとしても、進行するにつれ現実的に難しくなっていくのは仕方のないことではあります。しかし、高齢者の自己決定を尊重する観点からすれば、家族だけで介護するのが難しいのを認めたうえで、それでも家にいられるやり方を考えるべきなのです。大切なのは、あくまでも本人がどうしたいか、最期までの時間をどこで過ごしたいのかということです。それを確認し、本人が家にいたいというのであれば、あとはそのゴールへ向かうだけです。

その際には高齢者に関わる全員が、必ず高齢者を自宅で最期まで生きられるように支援するという強い覚悟をもつことが重要です。実際に、医師や訪問看護師の訪問と介護保険サービスを組み合わせて看取り支援をすることで、独居の高齢者でも在宅看取りは可能です。

私たちは高齢者の人生の最期の望みを叶えるべく、在宅看取りにも力を入れてきました。もちろん人によって最期までの道のりにはさまざまなケースがあり、文字どおり最期までずっと自宅で過ごせる人もいれば、独居の高齢者でどうしても家で過ごすのが難しい場合もあります。

そういうときは老人保健施設のショートステイや認知症のグループホームで過ごしてもらうこともありますが、いよいよ命の終わりの予想がつく段階になったら、離れて住む家族を呼び出します。家族を説得し、最後の親孝行をしてほしいと伝えて、高齢者を家に帰しています。

ここは漁師町ですから、久しぶりに家族が大勢集まればたいてい酒盛りが始まります。息子や娘、孫たちがわいわいと思い出を語り合うにぎやかな声が響く自宅で、お年寄りが静かに命を終えていければ、最期のときまで幸福度の高い人生だったと皆が思えるはずです。そういう幸せな最期が当たり前に迎えられる地域を実現していかなければいけません。

第3章

ターミナルケアに必要なのは治すことではない

医療、介護、福祉を通して患者の最期に寄り添うこと

目の前の患者の笑顔と、10年未来の命を守る

現代の日本は世界トップの長寿国であるにもかかわらず、年を取ることを国民の多くが不幸だと感じています。要介護状態になることへの不安や認知症を発症することへの恐怖、寝たきりで孤独死するかもしれない未来に暗鬱とした気持ちを抱き、本来であればうれしいことであるはずの長寿を喜べなくなってしまっているのです。

私自身は、長寿そのものには良いも悪いもないと思っています。私は医療者であるため、日々さまざまな年齢や立場の違う人々の命の最期に遭遇します。昨年には同級生の親友が海で事故に遭い、治療の甲斐なく他界しました。享年61歳でした。今の時代ではあまりに早過ぎる死であり、私も彼を救えなかった自分に失望し、打ちのめされました。けれども家族や職場の仲間、長年の友に慕われ、懸命に生きてきた彼の人生はとても輝いていたと思います。

命の長さよりも大事なのは、ＱＯＬ（Quality of Life）です。ＱＯＬのLifeには生活、人生、命、いろいろな意味があります。ＱＯＬは「生活の質」でもありますが、ここでは「人生の質」「命の質」といったほうが分かりやすいと思います。たとえ長生きをしても、家に閉じこもりきりで不安と失望のなかで生きる、あるいは病院や施設で自由も尊厳も奪われて命だけを永らえるというのは、ＱＯＬが高いとはいえません。

私は、ただいたずらに長寿を目指すのではなく「天寿を謳歌できる社会」が大事だと考えています。天寿を謳歌できる社会というのは、人生の終盤に要介護や認知症になっても、その人らしい生活や尊厳が守られ、笑って暮らせる社会です。いわば安心して年を取れる社会であり、安心して死ねる社会です。そして地域の人がその人らしく老い、命を終えるために必要になるのが、ＱＯＬを上げる地域医療です。命を助け、命を元気にして、命を輝かせる医療です。

命の輝きは、笑うこと、食べること、そして愛されることに表れます。寝たきりに近くなった人でもベッドから離れて少しでも何かをしようと動いていると、少しずつ生気が戻り、元気が出てきます。そして次第に笑顔が増え、食事も楽しくなり、家族に愛されれば命が輝き始めます。

だから「目の前の患者の笑顔と、10年未来の命を守ること」が私たちのミッションだと考えています。私たちのグループ名に「笑顔」という言葉を入れたのもそれが理由です。私の名刺のいちばん上にも赤い文字で「笑顔グループ」と入れています。

生の三徴候「笑う、食べる、愛される」にこだわる

地域の人たちの笑顔と10年先の未来の命を守るために私たちが大事にしているのが、「生の三徴候」です。人が亡くなるときの死の三徴候は、心拍停止・呼吸停止・瞳孔散大です。医師は心臓の拍動と呼吸が止まったこと、目の瞳孔が開き切り動かなくなったことを確認し、この3つがそろったときに、医学的にその人の死を判断するのです。

死の三徴候があるならば、生の三徴候もあるはずです。生の三徴候、すなわちこれをもって生きているといえるような象徴的な徴候とは何だろうと私なりに考えた結果、たどり着いたのが「笑う、食べる、愛される」です。

「笑う」は、命の輝きの指標です。好きなことをしたり、身近な人たちと交流したりして笑うことは、豊かな人生を維持するために欠かせません。

次の「食べる」というのは、おいしい物を自らの口で味わうことを指します。おいしい物を食べて怒る人はいません。また毎日の食事はそれ自体が私たちの生命活動のエネルギー源です。口から物を食べられなくなったら、命の終わりが近づいていると考えます。

そして、「愛される」は家族や人とのつながりのなかで生きることです。家族や地域の仲間、友人たちとの絆のなかで生き切る、つまりはひとりぼっちでは死なせないということです。たとえ家族がなく孤独に生きてきた人でも、私たちとつながれば、私たちが家族に代わってその人を愛します。

元気なうちはもちろん、たとえ病気をしても、認知症になってしまっても「笑う、食べる、愛される」という医療ケアがあれば、人生の終わるその日まで充実して生きられます。何があっても私たちが支えていく、そんな人生丸ごと応援医療を提供しようと一丸となって取り組んでいます。

また私は、この考えに基づいて地域包括ケアシステムを提供していくために、組織体制を整備しました。

①診療所（通所リハビリ施設を併設）：かかりつけ医として地域の人を外来・訪問で診る
②デイサービスセンター：地域の人が集まり、食事や入浴をする
③老人保護施設：弱った人を元気にして家に帰す
④認知症専用デイサービスセンター：認知症の人を地域で支える
⑤訪問看護・介護ステーション：在宅療養者の生活支援から看取りまでを担う

これが完成形というわけではありませんが、理念の実践に必要な基盤は築けています。

さらにこれからの時代に求められる地域医療について、また人生100年時代のQOLを上げる医療ケアについて、地域の人たちと一緒に考えて変えていく必要があると考えています。

①診療所
いつでも気軽に受診できる「命のコンビニエンスストア」

まず医療面の拠点となっているのが、私の父が開業し、のちに私が引き継いだ診療所です。病床はなく、地域の人の健康を守るかかりつけ医として外来診療と在宅医療を行っています。また診療所の一角には、介護保険サービスの居宅介護支援事業所と通所リハビリ施設を併設しています。

小さな町の診療所ですが、スタッフは総勢で25人に上ります。医師が二人、さらに看護師が3人、医療相談員が1人、そのほかケアマネジャー、理学療法士、作業療法士、ケアスタッフ、事務スタッフなどがいます。最高齢のスタッフは88歳で、全員がこの診療所のエンジンとなり、いきいきと働いてくれています。

このうち医師は私と、私の妻です。私は内科を中心に外科も少し研修を受け、内視鏡検査や整形外科領域についても学んでいます。妻はかつて大学病院に勤務していて、内科、特に消化器と肝臓を専門としており、消化器内視鏡の専門医でもあります。

私たちが日頃から地域の人に話しているのは、気になることがあれば、いつでも気軽に外来を訪ねてほしいということです。総合病院が百貨店ならここは「命のコンビニエンスストア」です。予防接種や薬の処方箋をもらうついでもなんでもいいので、時々顔を見せてと話しています。

人は誰でも年とともに体や頭が少しずつ弱っていきます。時には、朝から膝が痛むから注射をしてほしいとやってきたおばあさんが、午後にもまた注射をしてほしいと受診してくることもあります。認知症が始まり、注射をして帰ったあとに昼寝をして目覚めたら、頭のなかで次の日になっていたのです。あるいはこの頃急に痩せてきたとか、表情が乏しくなって元気がないなど、長く診ているから地域の人の小さな変化に気づいて早めに対処を考えられる、これこそが地域医療の強みです。

診療所ではありますが、外来で訪れる患者の95%はここで診断と治療・ケアができます。残りの5%は大きな病院へ紹介し、必要な検査や治療を受けてもらったうえで、治療後には地域医療へとまだ戻してもらうように依頼しています。

幸い近隣の館山市には安房地域医療センター、館山病院があり、鴨川市には亀田メディカルセンターがあります。こうした高度医療資源のおかげで専門的医療にもすぐにアクセスでき、実は都会以上に恵まれた環境にあるのです。

〝もったいないがん〟で死なないための検診・検査

私たちは予防医療にも力を入れています。その一つが、誕生月などに毎年定期的にがん検査を受けてもらうことです。現代は国民の2人に1人ががんにかかり、3人に1人ががんで死ぬ時代です。がんにかかったけれど生き延びることができた人、つまり、このがんサバイバーを精一杯増やすことが私の大事な仕事です。

現代のがんは死んだらもったいないがんと、治すのが難しいがんの2つに大きく分けられます。国立がん研究センターのデータによると、がん全体の平均5年相対生存率は64％を超えました（国立がん研究センターがん対策情報センター「がん情報サービス　がん登録・統計」統計ページ　全国がん罹患モニタリング集計　2009－2011年生存率報告）。昔は症状が出てから検査、治療をしましたので、すでに手遅れとなっていることが多く、がんにかかると必ず死んでしまうというイメージが強かったものです。今は診断技術の進歩で手術する前に病状・病期が分かるようになり、早い段階で発見すれば、命を落とさずに済むがんも多くなっています。

そういった死んだらもったいないがんの代表は、胃がんや大腸がんです。そのため当院では、胃がんを早期発見できるように上部内視鏡検査を、大腸がんで死なないように便ヒト潜血反応検査を積極的に行っています。女性の乳がんや子宮がんも死を防げるがんですが、婦人科のがんについては、専用の検査機器がある病院の乳腺外科や婦人科を紹介しています。

一方、不運としかいいようのない難しいがんもあります。膵臓がんが最たるもので、現代の医療をもってしても発見自体が難しく、死亡率も高いです。当院でも今まで症状が出ていない状態で膵臓がんを何人も見つけていますが、残念なことに全員が亡くなっています。

また特定健診などで毎年、国民の多くが胸部X線写真を撮っていながら、男女ともに死亡者数が最も多いのが肺がんです。肺がんの根治を目指す治療は外科的切除ですが、手術までもっていける患者は肺がん全体の30％ほどといわれています。だいたいが気づいたときには手遅れで、レントゲンに写らないまま進行している肺がんも多いのです。私の病院では、この数年で肺がんを見つけた患者の多くが手術を受けることができ、がんサバイバーとして強く生きています。

今まで診てきた患者のカルテを見直してみると、がんサバイバーとなった方が数多くいることが分かりました。がんサバイバーを増やすために大事なのは、症状がなくても定期的ながん検査を行うことです。そして胃腸の不調や長引くせきといった気になる症状があるときは、なるべく早く検査を受けてほしいと思います。

医師が禁句とする「大丈夫」の効用

一般的に医師は大丈夫という言葉をあまり使いません。むしろ医師にとっては禁句です。大丈夫だと言って大丈夫でなかったら、患者やその家族から発言への責任を問われてしまうかもしれないからです。特に高齢者は臓器の働きも落ちているし、足腰も頭も弱っていますから、医師が確証をもって大丈夫と断言できる状況はほとんどありません。

しかし高齢者は多かれ少なかれ、自分の健康や老い先に不安を感じているものです。老いて弱っていく不安のなかで萎縮して生きるより、自分に残された能力を活用していきいきと暮らしてほしいという思いで、私はあえて大丈夫という言葉をみんなに掛けています。

80代の女性が血液検査の結果が標準値でないことを気に掛けていたら、以前に腎臓の病気をしたせいだからあなたにはむしろこれが標準だと説明して、大丈夫だと笑って見せます。

認知機能の低下を心配する90代女性には、その年になれば誰でもそうなるから気にする必要はなく、家で生活できれば大丈夫だと請け合ってから、体を動かすことの大切さなどいくつか注意をします。

私と同い年の男性が検診の結果を聞きに来たときには、これも大丈夫を連発して冗談を交わし笑い合ったあと、同居している90代のお父さんの様子も聞いてみます。入院させると悪化する話をして、何かあったら私が診るから大丈夫と胸をたたきます。

高齢者を介護する家族が不安にかられると、転ぶと危ないからと一人の外出を禁止するなど行動を制限し、高齢者はますます弱って施設や病院へ送られて、その人らしい人生が奪われてしまいます。それを防ぐためにも患者本人や家族にはいつも、何かあったら私が診るから大丈夫だと伝えています。

私が連発する大丈夫という言葉は、高齢者への励ましのエールであると同時に、私たちが最期まで責任をもって診るという覚悟の表明でもあるのです。

②デイサービスセンター
年を取った仲間たちとまた出会える場所

私は2002年に初めて介護保険サービスの施設としてデイサービスセンターをつくりました。デイサービスというのは介護保険の通所サービスの一つです。要介護のお年寄りたちが朝に送迎車に乗って通ってきて、日中の時間帯に施設内で活動したり、食事やおやつを食べたり、入浴ケアを受けて夕方には自宅に帰るという仕組みです。

開所した頃の地域のお年寄りのなかには元気がなく、申し訳ないと言いながら寂しそうに生きている方がいました。しかし私としては、やはり生きている以上は命を輝かせながら生きてもらいたいのです。何か打ち込める生きがいをもてれば理想的ですが、そういう生きがいをもてない人もいます。生きがいの有無にかかわらず、どんな人でも週に1度くらいみんなで集まって笑うことはいいことだろうと考えてつくったのがこの施設です。

お年寄りの多くは、元気だった頃の自分と弱ってしまった今の自分を比較し、しょんぼり暮らしています。そういったお年寄りたちが施設にやってくると、同じように年を取って弱くなった仲間たちが集まっています。

仲間の老いを見て、人間が年を取るのは仕方のないことだと受け入れ、自分の居場所を見つけていきます。自分の居場所が見つかると、安心感が増幅され、ごそごそと動き出し笑顔が増えてきます。

こうしたデイサービスの良いところは笑顔をつくり、高齢者のＱＯＬを上げることです。私たちはデイサービスセンターの運営でも生の三徴候「笑う、食べる、愛される」を重視し、おいしい料理を食べて、気持ちのいいお風呂に入り、居心地の良い場所で最高の日々をともに送っています。

おいしい食事で怒る人はいない

特にこだわっているのは施設で提供する食事です。食べることは生きること、生きることは食べることです。おいしい物を食べるとそれだけで笑顔になりますし、体にも心にも栄養が行き渡ります。

料理の腕を振るってくれているのは、30年以上レストランを経営してきたシェフ、帝国ホテルの初代総料理長の教えを受け病院の厨房責任者であったシェフの2人です。毎日違う献立で赤、白、黄色、緑などのカラフルな料理を提供してくれて、日頃食欲のないお年寄りたちも出された昼食をペロリと完食しています。料理の感想を聞くと、聞き慣れない名前でよく分からないがとにかくおいしい、という答えが返ってきました。

午後のおやつもすべて手づくりです。クレープシュゼットオレンジ添えなどプロならではのオシャレなおやつが出ることもあります。さらに季節のイベントに合わせて正月にはおせち料理、ひな祭りにはちらし寿司、桜の咲く頃にはお花見弁当、夏は旅行気分でバイキングと、メニューもさまざまな工夫がなされています。

料理のおいしさも大事ですが、何よりのご馳走は仲間たちとみんなでおいしいと言いながら食べる時間です。安心できる人たちと一緒に食べる昼食・おやつは、至福のときであり、みんながいい笑顔になっています。


一般的なデイサービスの食事風景では、介護スタッフに介助を受けている人も少なくありませんが、ここではお年寄りたちが箸かスプーンかを選んで、ほとんどの人が自分で食事をしています。高齢者福祉の3原則の一つである、残存能力の活用です。

実は私たちのデイサービスセンターは医療系デイサービスなので、かなり要介護度の高い利用者の方も多くいます。少し前まで入院して食事介助を受けていたような人も通っていますが、手を使える人は手を使って自分で食べてもらいます。手を使うこと自体がリハビリになりますし、人と一緒に食べることで周りから刺激を受け、自然に食欲も回復していきます。お年寄りの食べたい意欲を見守り、介助は最小限にして、必要なときにだけ手を貸すのがスタッフたちの役割です。

入浴は機械浴ではなく、ひのき風呂も

また私たちの施設では、おもてなしの宿と同じで、食事と同様に入浴にもこだわっています。デイサービスや介護施設での入浴では、機械浴といって専用の車椅子やストレッチャーに乗って入るお風呂があります。機械浴は足腰が弱った人でも安全に入浴でき、スタッフの介助作業も楽という利点があるので、機械浴を行う施設は少なくありません。けれども私たちの施設ではこの機械浴の設備はありません。なぜなら、機械に乗せて流れ作業のように風呂に入れる〝入浴作業〟ではなく、私たちは〝入浴ケア〟を行いたいと考えているからです。

私たちの施設では利用者が普通の浴槽か、ひのきの浴槽かを選ぶことができ、ケアをする人とされる人が肌の温もりを伝え合う入浴サービスを提供しています。介護というより、温泉に入って背中を流してもらうような心地いいケアを提供したいというのが、私たちの方針です。要介護度が高い人の入浴ケアは高い専門性が必要になりますが、スタッフ

たちは安全に最大限配慮しつつ、お年寄りが笑顔になるケアを頑張ってくれています。今後は、体力の落ちてきた高齢者でも安全に入浴できるように、入浴リハビリまでを提供したいと考えています。

独自の施設内通貨で希望のサービスを購入

私たちの施設の特徴をもう一つ挙げるとすれば、独自の施設内通貨を使っていることがあります。これは施設のなかで貯めたり、使ったりできるもので、頑張って施設に通えば貯まり、施設内で活動をすればさらに貯まります。そして一定単位貯まったら、好きなサービスに交換できるようになっています。

デイサービスでは食事や入浴、レクリエーションなどさまざまな活動があります。しかし、行きたくないのに連れて来られ、スタッフに指示されたことをするだけでは楽しめない人もいます。高齢者が楽しくて自ら通いたくなる施設、帰るときに笑顔で楽しかったと言ってもらえる施設にするためにこの仕組みを導入しました。

具体的な通貨の貯め方は、大きい模造紙に書いて食堂ホールに貼り出しています。

・施設にて体温、血圧を測る……25
・入浴をする……20
・昼食、おやつを全量摂取する……25
・口腔体操、口腔ケア（歯みがき）をする……15
・リハビリ体操、数え歌体操に参加する……15
・歩行練習、散歩、リハビリをする……50
・施設の畑のお手伝いをする……50
・個別プログラムでのレクリエーション…1位50、2位30、3位10、参加賞5
・団体プログラムでのレクリエーション…1位50、2位10

施設内通貨の紙幣は利用者と職員の共同製作です。それぞれに利用者が描いてくれた千倉の風景や海の幸などの絵が描かれています。少しずつ貯めた施設内通貨を単位の大きい紙幣に交換しながら、貯めること自体を楽しんでいる人もいます。本物のお金と同じで高額のお札が貯まってくると、リッチな気分になるようです。

このように、楽しみながらその人らしさを取り戻す工夫をさまざまに凝らして、命がどんどん輝いていく場をつくり続けています。なかにはデイサービスに来ること自体が生きがいになって、最期まで通いたいといって通い続け、本当にある日デイサービスから帰宅したその晩に亡くなった方もいます。地域の人たちに楽しんでもらい、愛される施設になっていることを誇らしく感じます。

③老人保護施設 元気になって、家に帰ろう

デイサービスに続いて私が地域医療のために必要だと考えたのは、老人保健施設、一般に「老健」と呼ばれる施設です。老健は病院と自宅療養との中間施設として、リハビリを中心としたケアを行い、在宅復帰・在宅生活維持を支援する施設です。つまり、入院して

体や頭が弱ってしまった高齢者にリハビリを行い、弱った心身を元気にして優しく地域に突き返すための施設といえます。

そこで2006年5月に、館山に新たな老人保健施設をオープンしました。これは私が千倉以外につくった初めての介護保険施設です。私の地域医療へのこだわりとして、夜中に呼ばれても笑顔で往診できる範囲、すなわち千倉エリアを自分の活動のフィールドにすることがありますが、こちらでは私の妻である松永真美子医師が利用者の健康管理を行い、看護師が常駐し、さらにたくさんのリハビリスタッフ、ケアスタッフ、管理栄養士、ケアマネジャーなどが在籍するなど多職種の職員が連携して、個々の利用者にとって必要なケアや支援を行えるよう、万全を期しています。

ここでも、最期まで口から食べることを大切にするなど残存能力の活用を重視し、高齢者が元気に笑顔で自分らしく過ごせるリハビリ施設であることを掲げています。

また、この施設は「超強化型」老健にも指定されています。これは、利用者の過去6カ月の在宅復帰率が50％以上、過去3カ月のベッド回転率が10％以上、入退所前後の訪問指導割合が30％以上という、在宅復帰・在宅生活支援の機能が優れた施設が指定を受けられるものです。老健といっても必ずしも在宅復帰に力を入れているとは限らず、超強化型の指定のある老健は全国でも18％余りです（令和元年）。ただ施設を増やしたのではなく、あくまでも地域でその人らしく生きられる高齢者を増やすという私の理想を実現するためにやっているものですから、指定を受けるのはむしろ当然だと思っています。

リハビリとともに、「寝食分離」「日中離床」を徹底する

ここで最も力を入れているのは体と頭のリハビリです。ほとんどの利用者はこの施設に1～2カ月程度、長くても3カ月ほど入所して、理学療法士、作業療法士、言語聴覚士といったセラピストたちの指導のもと、自宅で生活するためのリハビリを行います。

例えば理学療法士は座る・立つといった基本動作から、一人でトイレに入る、階段の上り下りなど、自宅に戻るための日常動作のリハビリを行います。特に力を入れているのが起立着席訓練です。立って座るという動作は日常生活でも、トイレの自立という点でも不

可欠です。毎日最低３００回、できれば５００回を目標に午前と午後に分けて行っています。

また、着替えをしてボタンをはめる、小さな物をつまむ、箸などの食具を持つ、調理をするといったより細かな手先の動作を訓練するのは作業療法士です。

さらに脳卒中の後遺症などで言語障害がある人では、言語聴覚士が発語などの練習プログラムを行いますし、のどが衰えて飲み込み（嚥下《えんげ》）の力が落ちている人には歯科衛生士と連携しながら口腔機能向上のリハビリを行っております。

自宅に戻る気力体力の回復のためには、食事でしっかり栄養を摂ることも大切です。ここでもやはり、食べることを大事にしていて、管理栄養士や調理スタッフたちがおいしく栄養のある３食の食事とおやつを提供しています。

このほか生活面では寝食分離をしています。寝る部屋と昼間の部屋を分け、要介護度が高い人も低い人もスタッフもみんなが集まり、つながり、夢を語り合う「夢空間」という場もつくりました。日中はごろごろしていないで活動し、ベッドを離れる日中離床を促しています。

やはり大事なことは、高齢者を安静にさせ過ぎて弱らせないことです。寝たきり老人のいないデンマークと同じように、たとえ要介護状態でも朝になれば着替えて寝室から出てきて、排泄し、朝食を摂り、日中を寝室以外のところで過ごすようにすることが大切なのです。そして夜は夕食を摂り、パジャマに着替えて、排泄し、寝室へ行って寝ます。そうして昼と夜とのメリハリをつけることが心身を回復させ、早い在宅復帰にもつながるのです。

在宅生活を続けるための支援も

老人保健施設の役割としては、在宅復帰支援と在宅療養支援という2つの機能があります。在宅復帰支援は、弱ってしまった体と頭を復活させるためにリハビリをすることが中心です。一方の在宅療養支援とは、施設内でのリハビリを終えて自宅に戻ってからも、自宅でできるだけ長く生活できるように支える機能をいいます。

高齢者本人が家で生活するのに転倒や誤嚥《ごえん》などの不安が残るときには、施設に通って行う通所リハビリ（デイケア）によって、個別の運動機能のリハビリ、マシントレーニング、口腔体操などを続けることができます。また自宅で介護をする家族の介護疲れを癒やすために、数日から数週間などの決められた期間、高齢者に施設に滞在してもらうショートステイを利用することもできます。

人生の終わりが近づいてくると高齢者の体調が不安定になり、医学的な管理が必要になることもあります。そういう場合は医師のいる老人保健施設に1カ月ほど入所して体調管理をし、体調が安定したらまた在宅復帰するという、入所・退所を繰り返しながら利用するという方法もあります。つまり「ほとんど在宅、時々施設」というかたちで高齢者の生活を支えることができるのがこの施設の特徴です。

そして本人の希望や家族の事情により、自宅での看取りが困難なときには、地域の〝かかりつけ老健〟として看取りまでに対応しています。

④認知症専用デイサービスセンター 認知症の人は「夢人さん」

1997年、厳格で優秀な医師だった父が認知症になり、GIST（消化管間質腫瘍）という悪性疾患で亡くなりました。私は一家がお世話になった千倉町へ恩返しをしたいと考え、父の遺産を国へ寄付し、2005年に社会福祉法人を創立、そして翌2006年に認知症対応小規模デイサービスセンターと、認知症の人のためのグループホームをつくりました。

デイサービスセンターは私が初めてつくった介護保険サービスの施設と同じような通所施設です。認知症の高齢者たちが朝に通ってきて日中はこの施設で食事や入浴をして過ごし、夜には自宅へと帰ります。グループホームのほうは、認知症の人たちが少人数で共同生活を送る施設です。介護スタッフに支えられながら、入所者ができる家事をしたり、レクリエーションをしたりして生活しています。

私は、60代の若さで認知症になった父から「認知症について勉強をし、優しい認知症ケアを提供できるようになれ」と宿題を与えられたと感じ、このデイサービスセンターやグループホームで認知症ケアの実践を続けています。

認知症は、誰の身にも起き得るものです。85歳の高齢者は4人に1人が認知症です。5歳年を取るたびに認知症の罹患率は倍になるともいわれており、90歳になれば2人に1人、100歳になるとほとんどの人が認知症ということになります。日本は長寿国ですが、認知症になったら人生はおしまいだというようなイメージが強過ぎて、認知症になってからの人生をいかに良く過ごすかという準備がまったくできていません。最近では、認知症の進行を抑える薬も話題になっていますが、薬だけで認知症の人が暮らしやすくなるわけではありません。認知症の人を理解する地域文化をつくることが、本当の意味で、認知症になっても安心な社会につながっていくのです。

そういう地域文化づくりの一環で、私たちは認知症にかかった人を「夢人さん」と呼び、そしてまだ認知症にかかっていない人たちを「夢追い人さん」といっています。2つの呼び名がよく似ているように、認知症の人とそうでない人は隣人のような関係です。認知症になったからといって急に別人になってしまうわけではなく、その人の連続した人生のなかで認知症という最終ステージを生きているだけです。認知症になっても適切な環境と適切なケアがあれば、その人らしく穏やかに暮らすことができるのです。

他施設で断られた人も、穏やかに暮らせる

実は私たちの認知症専用デイサービスセンターやグループホームに来ている人たちのなかには、他施設で利用や入所を断られた人がたくさんいます。病院で抑制されたために癒えない傷が残ってしまった人、自宅で暴言をはき暴れ回っていた人など、通常は対応が容易ではない人たちが集まっています。

しかし、私たちの施設に来て、ここで大声を上げて暴れるような人はいません。他施設では〝困った認知症患者〟だった人も、ここで適切で優しい認知症ケア、つまり居心地の良いケアを受けることで次第に穏やかになり、だんだん笑顔が増えてきて、感謝の気持ち

が見えるようになります。そんなふうに命が輝き始める場面を見ると、私はいつもうれしくてうれしくてたまらないのです。

私たちが認知症ケアで大事にしているのが、聞くことと、待つことです。私たちはまず、日々その人がしたいこと・したくないことをしっかりと聞きます。私がケアの神様と信奉している理学療法士・三好春樹さんの教えにならって、その人の嫌がることはしないようにするためです。それとともに、その人のこれまでの人生経験や思い出話にも耳を傾けることが大事です。認知症の人は新しいことを覚えられませんが、昔のことはよく覚えていて、つい最近のことのように熱心に話してくれることがあります。そのライフストーリーをじっくりと聞くのです。

そして、介護者の都合でケアを強いるのでなく、その人のペースを見守り、待つことが大切です。待つというのは簡単そうで意外に難しいもので、特に医師には待てない人が多いです。業務に追われるスタッフにとっても待つことは簡単ではありませんが、そこをぐっとこらえて待っていると、利用者本人も自分が大事に扱われていると分かり、表情がやわらいで笑顔が増えていきます。

かけがえのない人生を知ると、ケアが優しくなる

聞くことの大切さについて考えるときに必ず頭に浮かぶのが、グループホーム利用者の一人で、80代の認知症の女性Sさんです。82歳のSさんが私の前に現れたのは、認知症がだいぶ進行した状態のときでした。家族に付き添われて入ってきた診察室でも意味のつかめない言葉を並べ、独り言を言い、あちこちを歩き回っています。私はそんなSさんを見て、意味性認知症（物や人の名前や意味についての記憶障害が目立つ認知症）だと思いました。

そのSさんが認知症専用グループホームに入所することになりました。入所後にケアスタッフがSさんの昔話に耳を傾け、その結果を報告してくれたところによると、そこには意味不明な言葉をつぶやく今のSさんからは想像できない、いきいきとした物語がありました。

Sさんは、6人きょうだいの末っ子です。Sさんが生まれて1カ月もしないうちに、漁師である父親が船で遭難してしまい、一家の大黒柱がいなくなって一家は貧乏を極めました。身内からは子どもを養子に出し、少しでも家計の負担を少なくするよう助言をもらったそうですが、残された母親は必死に働き、6人の子を育て上げました。

Sさんは勉強が好きで進学したかったのですが、貧しさのため諦めざるを得ませんでした。そこで1年間クジラ肉加工場で働いてお金を貯め、洋裁学校へ進学したのです。貧乏で苦労しましたが「貧乏は人を育てる。心も育ててくれる」という信念がSさんに根付きました。

そして今の夫と22歳で結婚します。苦労続きだったSさんの母親は非常に喜びました。夫はSさんに一目惚れだったようで、結婚を認めてもらうため、独身だったSさんの兄に自分の妹を嫁がせる手筈までとったという話までありました。

結婚後は4人の子どもを授かって、良き母親として家庭を守り、洋裁をして子育てをしました。お金を節約するために、もらった洋服を仕立て直して子どもたちの服をつくったり、夫のスーツも自分で仕立て直したりしていました。

子どものためには必要なお金を使い、無駄使いは決してしないという考えのもと節約をしながら、4人の子を育て上げました。子どもたちは学校を卒業して教師や公務員となり、立派な社会人になっています。子育ての秘訣として「お金をもっていることを子どもに言ってはいけない」「子どもを精一杯褒めてあげなさい」といったことも教えてくれました。

子どもを育て上げたあと、夫がSさんに感謝してゆっくりと好きなところへ好きな物を食べに行こうと声を掛けると、Sさんは、家がいちばんであり、お金を出した食事がおいしいとは限らないと返しました。Sさん夫妻が今までに旅行に行ったのは2回きりです。それも、動物園デートと、遠くに住む戦友の家への訪問だけでした。


質素な暮らしを続けて子育てや仕事に奮闘してきたSさん夫妻は、今もお互いを愛しているのが周囲にも伝わってきます。ほぼ毎日面会に来る夫が「お前は幸せだね」とSさんに言うと「幸せな妻をもっている夫はもっと幸せだね」と切り返します。

Sさんの夫は感性豊かな人で、一緒になって幸せだったと口にして彼女に伝えています。スタッフが冗談交じりに、Sさんは100点満点で何点のお嫁さんですかと質問すると「100点満点の人間はいないから、99点だよ」と笑顔で答えます。そして彼女の顔を見るたびに「また結婚するならお前だ。お前しかいない。何度でもお前と結婚したい」と語り掛けるのです。

スタッフから報告を受けている途中から、私は涙が止まりませんでした。Sさんの人生の物語をじっくりと聞いてくれたスタッフにも感謝します。

年老いて認知症になった高齢女性のSさんですが、そのSさんには貧しいながらも輝く人生があり、そしてみずみずしい今を生きているのです。こんなにも豊かな人生があったのだと改めて気づかされ、私たちがSさんのこの先の人生を守ろうと決意を新たにしたことを鮮明に覚えています。

実際の認知症ケアでは、対応が難しい場面はよくあります。そういうときにも、その人のこれまでの人生を知っているといないとでは、ケアの質が変わります。だからこそ、聞くことと、待つことが大事なのです。

⑤訪問看護ステーション
自宅で生活する人を支える在宅医療

お年寄りが地域でその人らしく生きるために、私は診療所での外来診療や介護保険サービスの通所サービス、施設サービスの充実を進めていますが、一方で力を入れているのが在宅医療の取り組みです。在宅医療とは、医師や看護師が高齢者の自宅を訪問して必要な医療ケアを提供するものです。もともと外来に来ていたけれど足腰が弱ってしまったり、認知症が進んだりして通院が困難になった場合などに在宅医療へと移行します。

かつては父も、裸足にサンダルをつっ掛けてよく往診をしていました。在宅医療はそれによく似ていますが、昔の往診と異なるのは、2週間に1回などの定期的・計画的な訪問診療が中心になることです。定期的に医師が自宅を訪問して血圧測定や聴診、健康観察などを行い、体調管理をしていきます。もちろん高齢者や家族から求められときは緊急の往診にも行きますし、病院での検査・治療が必要なときは病院と連携し、入退院の手配も行います。

私は午後週2回ほどを訪問診療にあて、1日8件ほど地域を回っています。もっとも私の場合は地域の人の多くが顔見知りなので、定期訪問診療の予定がなくても通りがかりに独居の人の家に立ち寄って調子を尋ねたりしており、それは数に含めていません。

昔の往診では、往訪先の家でできることはどうしても限られていましたが、今では医療機器が進化し、在宅酸素療法や人工呼吸器管理、がん終末期の緩和ケアなど、外来とほとんど変わらない充実した医療を行えるようになっています。特に、高齢者が住み慣れた自宅で最期まで暮らしたいと希望するとき、在宅看取りまでの道のりをサポートするのも在宅医療の大きな役割の一つです。

気持ちのいい、そよかぜのように

高齢者の自宅での生活を支える在宅医療では、医療・介護の多職種連携が必須です。医師、看護師、栄養士、薬剤師、歯科医師、ケアマネジャー、介護スタッフといった多職種で必要なケアを考え、実施します。特に生活を支えるという点では、医師よりも看護師や介護スタッフの役割が重要です。

そこで私は、介護保険が施行された２０００年に、訪問看護ステーションと、在宅での生活を支えるためのヘルパーステーションを立ち上げました。住み慣れた自宅の窓を少し開け、気持ちのいいそよかぜが吹き込んでくるように、負担や緊張を強いず、そこにあるのが当たり前であるような存在でありたいと思っています。

訪問看護ステーションの運営方針は、要介護者などの心身の特性を踏まえ、全体的な日常生活動作の維持、回復を図るとともにＱＯＬを重視した在宅療養が継続できるように支援することです。

在宅医による指示と医師・看護師の共同対応ができることが特徴で、寝たきりのお年寄りや障害をもつ患者の自宅に赴き、家族と一緒に身の回りの世話をしたり介護方法を指導したりして、安心して在宅療養をできるように支援するのが目的です。

ヘルパーステーションのほうでは、訪問介護員は要介護者などの心身の特性を踏まえ、その能力に応じた自立した日常生活を営むことができるよう、入浴・排泄・食事の介護、その他生活全般にわたる援助を行います。

事業所内に訪問看護ステーションがあり、利用者の容態変化の連絡がすぐにでき、迅速に対応することができるようにしています。また訪問介護員の約6割が介護福祉士資格を有しており、ガイドヘルパー取得も積極的に行って、より質の高い介護を目指していま す。

所属する看護師・介護士のそれぞれが力を尽くし、在宅療養している人たちの生活と命を守っています。彼女、彼らがいることで初めてＱＯＬの高い在宅療養が可能になるのです。

これからの在宅看取り支援の強化のために

地域の人が望む場所で生き切ることのできる地域包括ケアシステムを提供していくうえで、今後在宅看取りをさらに強化するためには、看護小規模多機能サービス（通称：カンタキ）と（緊急コールシステムの付いた）定期巡回、随時訪問介護看護サービスの充実が必要だと考えています。

在宅療養をしていた人が自宅で亡くなる直前には、ほどほどの医療的処置と濃厚なターミナルケアが必要になります。このとき、たいてい介護保険の月額の基準限度額をオーバーしてしまい、超過分は全額利用者の自己負担となるため、費用の負担がとても大きくなります。ケアマネジャーのなかには限度額オーバーすることを理由に、たとえ本人や家族が必要だと考えているサービスでも削ろうとする人がいますが、人生の最期をどのように迎えたいかを決めるとき、より柔軟な対応ができる必要があると常々感じていました。

その解決策の一つとなるのが、看護小規模多機能サービスです。普通の介護保険サービスは利用するたびに利用料が合算されていって青天井となるのですが、カンタキは包括払いです。つまり1カ月の利用料が決まっているため、提供する側としても細かいお金のことを心配する必要がありません。通い、訪問、泊まりという3つの形態があり、デイサービスとして自宅から通ってお風呂に入ったり食事を摂ったりもできますし、利用者が自宅にいるときはヘルパーが訪問してお手伝いをし、たまには施設に泊まることもできます。これらを、その都度別々のサービスとして利用料を合算するのではなく、在宅生活を丸ごと支えるというかたちで行えるわけです。

また、普通の小規模多機能より看護師が多く、医療的処置もできるのが特徴です。吸引などの医療的ケアが必要な人も、在宅で最期までを支えることができますし、一人では自宅での看取りが難しい人には、カンタキでスタッフが添い寝をしながら看取ることもできます。

一方、定期巡回、随時訪問介護看護サービスというのは、終末期が近づいた人の自宅に24時間365日体制で看護師・介護士が何度でも訪問できるというものです。利用料もやはり包括払いです。

これらはいずれも、認知症の人や独居の人でも費用を細かく心配せずに活用できるという点で、自宅で安心して最期を迎えられるために助けとなる選択肢になります。

「無色透明のごちゃまぜケア」を目指して

このような、望むところで生き切るための地域包括ケアシステムのことを、私は「無色透明のごちゃまぜケア」と呼んでいます。「ごちゃまぜ」というのは、医療と介護と福祉、地域が一体となって、みんなでそこに暮らしているお年寄りを支えるという意味です。また要介護の人も認知症の人も、そこに住むほかの住民たちと一緒に、まざり合い支え合って生きるという意味でもあります。

この「ごちゃまぜ」はとても大事です。これまでの日本社会は要介護の人、認知症の人、弱くなった人たちを「地域社会から分けて、離して、隠して、無視する」という対応をするのが主流でした。だから高齢者は人生の終盤には病院や施設に送られてしまいますし、病院や施設での高齢者虐待のニュースも後を絶ちません。誰もが長生きをし、誰もが認知症になるリスクを抱える時代に、そんなやり方を続けていていいわけがありません。

今は多様性の時代です。年齢や障害、病気の有無にかかわらず、すべての人が人権と尊厳を保ちながら生きられる社会に変えていかなければなりません。そのスピリットが「ごちゃまぜ」なのです。

ただし、ただなんでもまぜればいいわけではありません。絵の具で適当な色をごちゃまぜにすると真っ黒になってしまいます。弱くなった人に関わる人たちが、それぞれに赤や青や緑の光となり、調和のとれたケアを提供することができれば、無色透明の輝く「ごちゃまぜケア」を提供できると考えています。人生の最期まで、看取るまできちんと家で命を支え切るために今後も「無色透明のごちゃまぜケア」をいっそう進化させていく必要があるのです。

第4章

患者が本当に望む最期とは何か？

大好きな場所で笑って旅立ったお年寄りたち

患者本人が希望する「いき方＝生き方＝逝き方」を考える

人は生まれてきた以上、必ず老いて、必ず死んでゆきます。私もこれまでにのべ何千人もの人々の診療をしてきましたが、当たり前ですが今まで不老不死の人など出会ったことはありません。

いつか必ず訪れる死のとき、その最期を迎えるときについてまだ元気なうちに考えることをＡＣＰ（Advance Care Planning）といいます。ＡＣＰは別名「人生会議」とも呼ばれ、一般には「終活」として認識されています。

私はＡＣＰという言葉が注目される前から、施設に入っている人や容態の急変があり得る高齢者全員に、最期についての希望を確認するため、次の３つの質問を必ずしています。

①人生の最期をどこで過ごしたいですか。そして、どこで死にたいですか？

1つ目は、患者がまだ元気なうちに考えてほしいため必ず聞くようにしていますが、自宅、病院、施設、子どもの家など、人生の最期をどこで迎えたいですかという質問です。こう尋ねると、95歳のおじいさんでも医者のくせに縁起でもないことを聞くな！ と怒りますが、私はめげずにどこで最期を迎えたいですかと何度でも聞き直します。実際に「そのとき」がきたら、おそらく自分の考えを直接言うことができず、周りの人が慌てて119番通報をして病院へ搬送されてしまうため、事前に本人の意思や希望を聞いておく必要があるのです。

②容態が急変したときに侵襲性の高い治療を望みますか？

2つ目に、心臓が止まったら心臓マッサージを希望しますか、新型コロナで重症肺炎になったら、人工呼吸器、ＥＣＭＯ（エクモ）の装着を希望しますかと質問します。

まだやれることがある段階であれば、とことんお願いしたいとかなり前向きな治療を望む人、または家族がたまにいますがそういう人はごく少数です。

一般的には90歳を過ぎて心臓が止まったとき、それを寿命といいます。しかし、その人の寿命がすでに来ているのに無理やり心臓マッサージをして再び心臓が元気よく動き始めることを期待するのは、無理というものです。しかも心臓マッサージは胸骨、肋骨をへし折りながら胸を圧迫し続けますから、本人にとっては苦痛でしかないのです。

新型コロナのような感染症で重症肺炎になった場合、特に高齢者においては助かる人は助かる、助からない人は何をしても助からないというのが現実です。ＥＣＭＯを装着するとＩＣＵの奥の部屋に隔離されてしまい、最期のお別れもできなくなります。それよりも「ご苦労さまでした」と手を握ってあげたほうが、よほど人間らしい穏やかな最期になると思います。

その場合は本人と家族に容態が急変したときは救急車を呼ばないように伝えます。救急車を呼んでしまうと心臓マッサージをしながら病院に運ばれ、本人の意思とは反して病院で最期を迎えることになります。だから、急変したときには救急車でなく、かかりつけ医の私を呼ぶようにと伝えています。

③人生の最期、食べられなくなったら経管栄養法を希望しますか？

人は食べないと数週間で死んでしまいますが、管を使って水分と栄養を補給すれば生き延びることができます。だからもし、口から物を食べられなくなったときに、鼻から胃へ管を入れたり、胃と腹の間に胃ろうの造設したりすることを望みますかと聞いています。

経管栄養にもメリットとデメリットがありますが、高齢者の場合経管栄養によって生き長らえたとしても、以前とは違うつらい日々を過ごさなくてはなりません。はたしてそれが本当に本人が望んだ人生なのかと疑問を抱かざるを得ないような場面を数多く見ています。

人は食べないから死ぬのではなく、寿命が来ているから食べられなくなります。命には必ず限りがあります。欧米では、食べられなくなった人に経管栄養を施して生かすことは虐待の一種と考えられています。食べることは生きることです。私自身は食べられなくなったら寿命と考え、そのときが来れば潔く死を受け入れようと思っています。

最初はこれらの質問にすぐに答えられない人もいますが、診療時間内で私は何度でも節目ごとに聞き直します。すると、ほぼ全員、最期はできれば自宅を希望し、侵襲性の高い治療はしたくないと答えます。

私の病院の外来にも「いき方　宣言」という宣誓書が置いてあります。いき方とは、生き方であり、逝き方のことです。

・どこで死にたいか

・急変した場合、どうするか

・食べられなくなったらどうするか

まだ元気なうちにこの3つについて考えておくと、死を迎えるまでをどう生きていきたいか考えられるようになります。人生が終わるその日まで自分らしく生きるためには、自分の望む生き方・逝き方を考え、かかりつけ医や訪問看護師、家族などに伝えることが大切です。

満足死を追求し、最後の1％にこだわる

たとえそれまでの99％の人生が不幸せであっても最後の1％が幸せだったら、ハッピーな人生だったと思える。

これは私が患者から教えていただいた大切な言葉です。終わり良ければすべてよし、ということです。

地域の人たちの人生の最期の1％を輝かせるために私がすべき仕事は、QOLを上げて、QOD（Quality of Death）を求めることです。QOLは生活の質、人生の質を指す

のに対し、ＱＯＤは死の質、満足死を求めることだと考えています。

満足死を迎えられる場としては、やはり自宅がいちばんです。というのも、病院は命を助ける最前線です。そのため私は、病院は命が助かって家に帰るために我慢しに行くところで、穏やかな満足死を叶えることは難しいところだと考えています。

最近では老健のような介護施設でも、適切な支援とケアがあれば満足死を達成することができるため、施設での最期も意外と悪くはありません。ただし、本人や見送る家族の「満足」の到達点の高さと深さは、自宅での看取りには勝てないと私は思っています。

しかし現代では、自宅で死ぬことそのものが難しくなっています。「死」が病院の白い壁の中に隠されて人が死んでいく過程が見えなくなり、多くの人が自宅で死ぬことを恐れています。昔はほとんどの国民が当たり前のように家で最期を迎えていたのに、それを忘れてしまっています。

老衰は、老いた木が自然に枯れるのと同じで、まさに枯れて土に戻ることです。老衰で命を終えようとしているとき、苦しみながら亡くなる人はいません。逆にそこで点滴などの医療介入をすると体内に水が溜まり、溺れたような状態になり、つらい最期を迎える人もいます。

人一人が死ぬことは確かに大変なことです。しかし家で死ぬことは、本当はそんなに大変ではないのです。本人が望めばたとえ独居で認知症を患っていたとしても、介護保険サービスを適切に用いれば、住み慣れた自宅・地域で生き切ることが可能です。もし大変なことがあるとすれば、「家で死ぬ」と本人が覚悟し、そして「家で看取る」と家族が覚悟することです。その覚悟に至るまでの道のりが最も困難なところといえます。

看取ることについて不安に思う家族に少しでも安心を提供し、何度も話し合いを繰り返しながら、家族、本人が望んでいる方向へ導いてあげることが私たち医療者の務めです。そして本人・家族に「家で看取る・看取られる覚悟」ができれば、あとは医療・介護の専門職による「無色透明のごちゃまぜケア」を遺憾なく提供するだけです。

「死んでも心のなかに生き続ける」見送り方を

思い出の詰まった自宅で人生の最期を迎えられれば、患者本人は「いい人生だった」と思うことができます。また、その様子を見た周囲の親戚や知人から「いい最期だったね」と褒められ、看取った家族は家族としてやるべきことはやったと思うことができます。

そんな満足死を目指すためには、看取りの過程で家族が短期間でもしっかりと看取りに関わり、ほどよくやり切ることが必要だと私は考えています。実際のところ、施設や医療・介護の専門職にすべてお任せでも在宅看取りはできますし、独居で身寄りのない人の場合は、専門職が家族に代わって看取りをします。

しかし、家族がいるのに看取りにまったく関わらなかった場合、家族には年老いた親の世話をせず、ちゃんと見送れなかったという後悔や後ろめたさが残るはずです。そしてそのつらい気持ちから目を逸らすために、亡くなった人のことを意識の奥に追いやり忘れてしまうのであれば、死んだら終わりという寂しい最期になってしまいます。

そこで私は、千倉のお年寄りの最期が見えてきたときには、最後の親孝行をしなさいと普段は都会で働く家族全員を呼び出します。

加齢に伴う人生最期のゴールは、亡くなる2週間前になってやっと見えてきます。それでも1週間は介護保険サービスをうまく使って頑張ります。そして、本当に最後の1週間になったら子や孫たち全員に集まってもらい、最後の親孝行として家でターミナルケアをしてもらうのです。このターミナルケアという言葉は最近、耳にすることが少なくなっていますが、私は好きな言葉の一つです。東京ターミナルのように一つの終点でもありますが、乗り換えて次の目的地へ向かう出発点でもあるからです。

病院、施設での看取りでは家族が毎日通うことは難しく、一緒にいられる時間も限られます。1回に2時間も滞在できればいいほうかと思います。しかし自宅にいれば、24時間のケアを命尽きる日まで毎日提供することになりますから、家族は心地よく疲れます。

最後の1週間ともなれば、高齢者はもう食べることはできません。家族がやることといえば、昼は畑仕事に出たり、付き添い家族の食事などの台所仕事をしたり、子どもの面倒を見たりしながらそっと親を見守るぐらいです。あとは訪問看護師や訪問介護士とやりとりをしたり、時々寝ている親の口を湿らせたり、たまに排泄ケアを手伝うくらいです。

そして夜は久しぶりに子どもたち家族全員が集まるので、連日宴席というパターンもよくあります。昼間は緊張して見守りをしているので、夜は親の介護ベッドの隣で代わりばんこになりながらガーガーと添い寝ができます。

そうして最後の1週間で親孝行をほどよく楽しみながらやり切って、思い出に囲まれたなかで親を看取る、これができれば最高です。家族でこのような看取り方ができれば、親は子どもや孫たちの心のなかで、死んだあとにも生き続けます。死んだら終わりではなく、命のつながりのなかに生き続けるのです。

私たちは一度診た人は最期まで看ます。その人が望む場所で生き切るためのケアを提供し、本人と家族が望む満足死のためにもてる力を尽くしています。

以下が実際に私たちが在宅看取りを支援し、満足死を遂げられた方々のケースです。

満足死ケース①

95歳の独居男性は家でたばことウイスキーを楽しみながら、風のように旅立つ

【基本情報】

・年齢、性別：95歳男性、Aさん
・住まいと生活：戸建ての自宅に独居
・家族構成：離婚した妻との間に息子が2人、Aさんと交流のある次男は東京在住
・病歴など：進行肺がん

【看取りエピソード】

Aさんが、診療所にふらりと現れたのは今から10年ほど前です。私はAさんのことを東京からやってきた風変わりな芸術家で、コントロールができない患者だと思っていました。薬を2週間分出すと3カ月後に外来に現れ、薬をもらって再び消えていく。往診途中に見た、町のバス停でたばこをおいしそうに吸っていた光景を思い出します。風来坊、ま

さに風の人、95歳の元気な独居高齢者です。

そんなAさんがある日、少し動くだけで苦しくなると午前11時頃にケアマネジャーに連れられて来院しました。レントゲン、超音波検査をしてみたら左胸水で左胸が真っ白です。心不全症状がなかったので私は悪性疾患を強く疑い、病院に紹介入院となりました。Aさんは病院で進行肺がんという病名を告げられ、「ならば自宅で養生する」と言ってすぐに自宅に帰っていきました。ここから、私たちとの在宅ケアが始まりました。


在宅ケアのなかでAさんの人生の話もたくさんお聞きしました。東京都赤羽生まれで、東京の名門私立大学を卒業したあとに就職、8年後に起業し独立したそうです。その後離婚し、昭和の終わり頃に千倉へたどり着いたということでした。つまり30年以上も千倉を愛してくれていました。住んでいた家は元民宿と思われ、大きい家ではないですが小さな部屋がいくつもあり、大きな流し台が複数ありました。そして、目の前には小さな港があり、太平洋から昇ってくる日本一きれいな朝日を毎日眺めて暮らしていたようです。

初回往診のとき、Aさんが作業をしていた机の上にはたばこの吸い殻が入った灰皿が置いてありました。そのたばこを隠すなど悪びれる様子もなく、私を気持ちよく迎え入れてくれました。Aさんは芸術家でもあったようで、周りにはAさんが描いたと思われる絵画や写真などが飾られており、座っている椅子の横には箱買いしているホワイトホースのウイスキーが置いてありました。耳がかなり遠く電話対応ができないため、緊急時にケアスタッフが訪問するための自宅の鍵の置き場も決めていました。

Aさんは、がんを患う95歳とは思えないほどの生命力があり、主食はカップラーメンという驚きの食生活でしばらく元気に過ごしていましたが、すぐに食べられなくなりました。呼吸苦が起こったためモルヒネ水を処方し、介護用ベッドを導入し、在宅酸素療法を導入しました。介護保険によるベッドのレンタルは、Aさん担当のケアマネジャーが機を見て手早く手配をしてくれました。すばらしいフットワークのケアマネジャーです。

Aさんの次男は、都心の老舗ホテルの近くで貸しボート店を経営しており、Aさん同様に年齢よりもずっと若く見えるちょっと格好いい60代です。Aさんが受診するとき、大切な話し合いをするとき、具合の悪いときにはすぐに千倉へ来てくれました。Aさんと次男は遠く離れていましたが家族としての一体感があり、Aさんを中心に機能的な在宅ケアチームが形成されていました。

在宅ケアが始まってから2カ月経った初秋の朝、午前7時過ぎにAさんの呼吸が止まりました。千倉へ来ていた次男が東京へ戻る日のことでした。その前日、私は往診をしていたのですが、意識状態が低下していたため、Aさんの息子2人に一両日中にそのときが来るかもしれないことを伝えていました。次男が東京へ戻る前、私の診療が開始する前に、私たちに気を遣ってくれたのか、Aさんは風のようにスーッと逝きました。

私が看取りに行くと、Aさんの次男と訪問看護師、ケアマネジャーが待っており、みんなで95年間生きてきたAさんの最期を看取ったのです。

満足死ケース②

認知症があり、嚥下《えんげ》障害も進行。最期は自宅に戻り、家族みんなに看取られる

【基本情報】

・年齢、性別：91歳男性、Kさん
・住まいと生活：戸建ての自宅に独居
・家族構成：妻とは死別。家族は息子2人と娘が1人。子どもたち家族は千葉県や東京などに住む
・病歴など：骨折、認知症、誤嚥《ごえん》性肺炎など

【看取りエピソード】

91歳の独居のKさんは私の小学校の同級生の父でした。2020年にバイクに乗っていたところ、事故に遭い骨折してしまいますが、Kさんはそのとき免許を更新するのを忘れ無免許だったことが分かりました。Kさんは認知症を発症しており、免許を更新するのを

忘れてしまっていたのです。また、一人きりで暮らしていることも分かりました。

Kさんはそれから次第に外に出ることが少なくなり、人と話をする機会も減ったため、声も次第に小さくなっていきました。私たちもKさんのことが気になっていましたが、私の目の前に現れる機会は少なく、なんとなく弱ってきているかなと思うぐらいでした。

Kさんは誤嚥《ごえん》性肺炎を起こしており、熱を出して入院することになりました。病院では人工呼吸器管理となって一命を取り留めたと聞いています。そんなエピソードが2回続き、嚥下《えんげ》能力が低下しているうえ、人工呼吸器管理で1カ月以上口から物を食べていないため、歩けなくなり、廃用性の高度の嚥下《えんげ》障害となり、鼻から管を入れて栄養を摂る経鼻経管栄養状態となっていました。

以前に当院での外来で、Kさんに聞いていた最期の希望は「最期は自宅にいたい。心臓マッサージは希望せず、食べられなくなったら寿命で経管栄養は希望しない」ということになっていました。

そこで私たちは、Kさんと家族に私たちの老健施設で在宅復帰にチャレンジすることを提案しました。施設では高齢者の人権と尊厳のために、専用のミトンなどで手足をベッドに縛りつける抑制を禁止しています。つまり、抑制が必須となる経鼻経管栄養の患者は入れません。Kさんと家族は「抑制をしないことで経鼻経管のチューブを自分で抜いてしまってもかまわない、それで食べられなければ寿命が来たと考え、看取る覚悟がある」ということで11月22日に私が運営している老人保健施設に入所しました。入所後、日中はベッドから離れて過ごせるようケアをすると、Kさんの体はどんどん元気になりました。しかし、廃用性の嚥下《えんげ》障害はほとんど改善しませんでした。

11月24日、Kさんは経鼻経管のチューブをとうとう自己抜去してしまいました。Kさんの嚥下《えんげ》能力は食べた物の多くが気管に流れ込んでしまい、食後の吸引で誤嚥《ごえん》した物を抜き取らなくてはいけないという状態で、誤嚥《ごえん》性肺炎の発症は避けられない状態でした。

万が一誤嚥《ごえん》性肺炎を起こせば病院に入院せざるを得なく、家族にも会えずに最期を迎えることになります。Kさん自身は体は元気になったため腹が減ったから食べさせろと言い始めていますが、本人の希望どおりにするとつらい最期を迎えることになります。食べないでいれば残された命はわずかとなりますが、いよいよ寿命が来ていると判断すべきなのか、私たちも家族もかなり悩みました。そして12月2日、本人、家族と私たちが話し合い、施設を退所し自宅へ戻ることとなりました。家族が自宅で看取る覚悟をしたのです。地域医療とは、優しく地域へ突き返すことでもあります。覚悟を決めたKさんと家族に敬意を表し、自宅へ帰ってもらうことになりました。

自宅へ帰ると、息子2人と娘1人の家族たちがいっぱい千倉へ集まってきました。孫や、ひ孫もたくさん集まりました。Kさんは自宅の和室に入れた介護ベッドに横たわりながら、子どもたちや孫たちの存在を感じて安心している様子です。

息子や娘が時々顔を見にきてのどが渇いたか尋ねると、うんうんとうなずきます。息子たちは氷水に浸したスプーンのわずかな水滴をKさんになめさせると、Kさんもおいしそうに口を動かしています。これくらい少量の水分なら、肺炎を起こす危険性も少なく、むくみなどのトラブルも生じないからです。

こんな穏やかな日が何日か続いたあと、Kさんは自宅で静かに命を終えました。自宅に帰ってからちょうど1週間目のことでした。子どもたちと孫、ひ孫、そして訪問看護師やケアスタッフに囲まれ、にぎやかで温かいお見送りができました。

満足死ケース③

在宅看取りに不安を抱く家族と何度も話し合い、在宅復帰を目指す

【基本情報】

・年齢、性別：86歳の男性、Bさん
・住まいと生活：戸建ての自宅に夫婦二人で居住
・家族構成：妻、息子2人と娘1人（次男夫婦が近くに住んでおり、ほかの2人は横浜と金沢に住む）
・病歴など：心房細動、右腎細胞がん、認知症など

【看取りエピソード】

Bさんは長年、当院に通ってくれていた患者です。夫婦ともに診させてもらい、Bさんの母親も在宅で長年診ていました。

Bさんは心房細動をもっており、右腎細胞がんで右腎を摘出しているがんサバイバーで

もあります。ある朝、なんだか調子が悪いからと当院へ向かおうとしたところ、自宅玄関で失神発作を起こし救急搬送されました。

途中で肺炎も併発し、点滴、抗生剤投与、酸素吸入もしていたので抑制されていました。その結果、入院期間が1カ月を超えてしまい、入院前には杖なしで歩いていたBさんは歩行困難となり、おむつ、寝たきり状態に。認知症も進行してしまい、自分の息子も分からない状態となってしまいました。

Bさんからはこれまでの診療で、最期は妻と一緒に自宅で養生して往生したい、心臓マッサージなどは希望せず、食べられなくなったら経管栄養は行わず、枯れて老衰で逝きたいという希望を聞いていました。その意思を尊重する限り、最期は自宅のはずです。しかしBさんは、入院期間が1カ月を過ぎて心身が衰弱した姿になってしまいました。家族は驚き、悲しみ、とても自宅へ帰れるようになるとは思えなかったようです。優しくて面倒見のいいBさんの妻は心が折れてしまい、息子も高齢の母親が共倒れになるといけないと考え、在宅復帰を諦めていました。家族はBさんを後方病院へ送ると決めていましたが、私はBさんの希望を聞いていたので諦められませんでした。

Bさんのように高齢者が1カ月以上入院をすると、体も頭もだめになってしまい、寝たきりになるものです。私は元気だった頃のBさんは最期まで自宅で過ごしたいと願っていましたから、家に帰るチャレンジをしてみませんかと提案しました。

私たちの老人保健施設に入り点滴を外し、抑制を外し、離床してリハビリをするとどんどん元気になります。ホームページでそんな事例を見せて説明しましたが、Bさん家族はなかなか首を縦には振りません。成功した例があれば、失敗した例もあるはずであり、また入所できるのは最長3カ月であることから、もしその期限内でBさんが元気にならなかったらどうすればいいのかと不安がっていました。

私は家で過ごせるかどうかは家に帰らなければ分からない、もし自宅に帰って自宅で過ごせなければ、私が再び面倒を見ますとBさんの家族に重ねて訴えました。

結局、Bさんの家族はBさんを私に任せてくれました。月曜日に転所してきたときには歩くどころか座ることもままならず、意思の疎通も困難な状態でしたが、その週の金曜日には立って竹刀の素振りができるまでに元気になったのです。奇跡の復活だと誰もが思いました。

しかし、その週の日曜日にBさんは下血し、病院に入院して多臓器不全であっけなく逝ってしまいました。Bさんの希望する自宅での最期は叶いませんでしたが、方向性は間違っていなかったと思っています。

Bさんの家族もよくやってくれましたと私たちに感謝を示してくれました。とても残念ではありましたが、Bさんも天国で「先生、もういいよ」と笑って許してくれているのではないかと考えています。

満足死ケース④

パーキンソン病の高齢女性。自宅と施設を行き来しながら最期までの日を過ごす

【基本情報】

・年齢、性別：85歳の女性、Tさん

・住まいと生活：戸建ての自宅に独居、その後、老人保健施設に入所
・家族構成：夫婦の間に息子2人と娘が1人、子どもたちは県内の別地域や東京に在住
・病歴など：パーキンソン病、認知症

【看取りエピソード】

Tさんはパーキンソン病を患い、長年にわたり千葉県市川市の診療所に通院していました。南房総から東京に接する県北西部までの通院は負担が大きいこと、また在宅酸素療法をしていた夫の介護問題などで、私が診るようになりました。

しばらくして互いに支え合った夫が亡くなり、Tさんは独居生活になりました。私たちが訪問診療の在宅ケアで支えていました。診療のなかでどこで生活し、どこで逝きたいかを繰り返し尋ねていて、Tさんは自宅での療養を希望していました。

Tさんの自宅の周りには畑があり、一人で住むには広過ぎる家があります。古い民家なのでバリアだらけ、天井が高くて風通しが良い反面、冬には寒過ぎる環境でした。パーキンソン病という病の特性で、Tさんは動けるときと突然動けなくなるオン・オフ現象があったり、薬を飲み忘れて、畑のど真ん中で倒れているのを発見されたりしました。真冬

では、畑の中で凍死するなど生命の危機に陥る危険性が高いということで、私の運営する老人保健施設に入所することになりました。

自宅にいたいと言っていたTさんの希望に反して施設療養になりましたが、月一度、都会に住む子どもたちと一緒に千倉の自宅に戻り、私の診療所を受診するかたちにしました。月のほとんどを施設で、たまに自宅に戻る「ほぼ施設、時々自宅」というパターンです。自宅だけで療養するのは困難でも、家族が時に手伝ってくれれば自宅に帰ることができます。家と家族につながり続けることは、けっこう大切なことなのです。

施設にいると薬の飲み忘れはなくなり、1日3食温かい食事が食べられます。おかげでTさんは歩行器で動き回り、栄養状態が良くなり、笑顔が増えて元気になりました。生活環境を整えるだけで勝手に元気になりました。たとえ自宅にいても何もできずにひきこもるような状態になっていたら、このような回復はなかったはずです。

月一度自宅へ戻るために、都会で頑張っている子ども3人が力を合わせて千倉に戻り、Tさんを見てくれたのも良かったです。また家に戻ることを楽しみに、施設での時間を過ごすことができたようです。千倉にいるときは自宅の畑の草むしりをしたり、スーパーに歩行器を用いて買い物に行ったりと、普通の毎日が戻り、Tさんもいきいきしていました。

私は医院の外来に加え、火曜日の午後には施設でも診療をします。Tさんは私を見ると歩行器を横にどかして立ち上がり、歩いて来ようとします。私と会うとTさんがうれしさのあまり興奮して大変になるから来ないようにとまでスタッフから注意されたほどです。

そんなTさんでしたがある日、下痢をして夕方から血便が出ているという情報が夜7時過ぎに入りました。食欲もあり、元気もそこそこあるようです。この段階で入院させるとベッドで安静を強いられ、寝たきりになる危険性があります。そんなことを娘と電話で話し合い、施設で様子を見ることにしました。

その翌朝、Tさんはシャボン玉が壊れて消えるように、ポッと逝ってしまいました。最期のときは子どもたちとともにTさんを家に帰してあげたいと思っていましたが、今では私の読みが甘かったと感じています。Tさんが入所してから3年半ほど、施設と自宅を行き来しながら、3人の子どもたちがそれぞれに地元千倉で親孝行をできたことが、せめてもの慰めかなと感じています。

満足死ケース⑤

認知症でグループホームに入所。コロナ禍でも工夫し、施設で満足看取り

【基本情報】

・年齢、性別：92歳の女性、Cさん
・住まいと生活：戸建ての自宅に娘夫婦と同居、その後、グループホームに入所
・家族構成：夫とは死別、家族は近所に住む娘が1人
・病歴など：認知症、胆石発作、誤嚥《ごえん》性肺炎など

【看取りエピソード】

グループホームに入所していたのがCさんです。元気な頃は地元新聞である房日新聞にたくさん投稿していた才女です。年齢とともに物忘れが進んでしまい、老人保健施設へ入所して私と出会いました。

Cさんはグループホーム入所後も胆石発作などを繰り返し、何度も死の淵をさまよいま

なりました。

したが、そのたびにフェニックス（不死鳥）のように復活し、口から食事を摂れるように

Cさんの娘もすばらしかったです。毎日、時には1日何度でも、Cさんに会いに来られ、一緒に散歩したり、食事介助をしたりと私たちスタッフとも緊密につながっていました。娘は病院での治療よりも、施設でできる範囲の優しい治療を望み、大切な母親の命を私たちに託してくれていたのです。

そんなCさんが入所して10年が過ぎた頃、誤嚥《ごえん》性肺炎を起こし、このときもCさんは奇跡的に改善しましたが、口から物を食べられなくなりました。このときはコロナ禍で、グループホームにいたままでは家族との最期のお別れができません。ただ、私たちの施設には秘密兵器の部屋が一つあります。日頃は会議室として使っている部屋です。

「ひとりぼっちでは逝かせたくない」という私たちの思いで、その会議室を急遽療養室に変え、娘が外から直接入れるようにし、簡易ベッドを準備して泊まれるようにしようと決めました。私が驚いたのは、決断したその翌日には会議室が臨時療養室に変わり、室内にはCさん一家の思い出いっぱいの写真が飾られていたことです。

Cさんと娘はその療養室で1週間ほど親子水入らずの時間を過ごし、Cさんは静かに旅立ちました。コロナ禍でも機転と工夫、優しいケアを忘れず、最期の日までCさん母娘を支えてくれた訪問看護師やスタッフたちに、私も感謝しています。

満足死ケース⑥ 認知症になり、自宅で介護。最期はお嫁さんが自宅で看取ると決意

【基本情報】

・年齢、性別：93歳の女性、Yさん
・住まいと生活：戸建ての自宅に息子、嫁とともに在住
・家族構成：夫とは死別、家族は息子1人
・病歴など：認知症、骨折、誤嚥《ごえん》性肺炎など

【看取りエピソード】

Yさんは当院に一人で通院していた頃に認知症を発症しました。財布をしまった場所が分からなくなり、嫁が自分の財布を盗んでいると言っていたのをよく覚えています。

その後にYさんは転倒・骨折し、入院治療になりました。入院でYさんは起き上がることも寝返りすることもできず、意思疎通もできない要介護5の状態で退院し、老健に入所して在宅復帰のリハビリをスタートします。約2カ月のリハビリ合宿の結果、どうにかつたい歩きできるほどに回復して念願の自宅に戻りました。

Yさんを迎えたお嫁さんは当初、転倒・骨折を心配して、Yさんのベッド側で寝ていましたが、私が家族の介護疲れを防ぐため夜はしっかり寝たほうがいいと助言するとそれを受け入れて隣室で寝起きするようになりました。その当時のお嫁さんは口癖のように、認知症のお義母さんをとても家では看られないとよく言っていました。そして老人ホームへ入所を申し込みながら、Yさんを自宅で看ていました。

一方Yさんの状態は、自宅に戻ってから明らかに落ちついてきました。私が自宅に訪問診療で伺うとYさんは居間のテーブルで干し芋をつくり、昔は財布を取ったと騒いでいたお嫁さんに対してもありがとうという感謝の言葉を何度も伝えていました。

それでもお嫁さんは、Yさんの隣室で寝起きをしながら何かあったら大変だし、放っておけないので、やはり家では看られないと繰り返します。私が家で看取ると覚悟すれば楽になると言っても、お嫁さんの気持ちは変わりませんでした。

Yさんの最期の希望は自宅で過ごし、家で死にたいということです。それを応援するために日頃はデイサービスへ通所してもらい、訪問看護師、ヘルパーが自宅を訪問してお嫁さんをサポートし、時には老健でのショートステイを交えながら在宅生活を支援しました。私たちにできる限りのお手伝いです。

何度も弱っては復活していたYさんですが、次第にトイレに行けなくなり、食事も摂らなくなりました。そろそろゴールが見えたかなと思った頃、お嫁さんがここまで来たのだから、家で看取ると宣言し、覚悟を決められたのでした。

そしてお嫁さんがYさんの息子である夫に自宅で看取るよと告げた翌日、Yさんはホッとしたのか、一口の水を飲み、最後の呼吸をしたのでした。梅のほころぶ春先の静かで穏やかな日でした。

第5章

笑って、食べて、愛されて

幸せな死を迎えるために必要なこと

本当の幸せに気づくことの大切さ

私の人生の最大の目的は、みんなが幸せになることです。では、その幸せとは何かと考えると、私は幸せとは求めるものではなく、自分の身の回りにあることに気づき、たくさん拾い上げ、噛みしめるものではないかという気がしています。

国連では2012年から毎年、世界各国の幸福度ランキングを発表しています。初年度の2012年の順位は1位デンマーク、2位フィンランド、3位ノルウェー、4位オランダ、5位カナダでした。そこから10年が経過した2022年度は、1位フィンランド、2位デンマーク、3位アイスランド、4位スイス、5位オランダとなっています。

上位に北欧を中心とした福祉国がずらりと並ぶところは変わっていません。

それに対して日本は、当初は44位で、2022年は54位です。調査対象の150以上の国や地域のなかで、おおむね同じあたりをうろうろしています。ちなみにドイツ（14位）、カナダ（15位）、アメリカ（16位）、イギリス（17位）、フランス（20位）、イタリア（31位）と、日本は先進国G7のなかでは断トツ最下位です。

このランキングの指標は次のような要素からなっています。

・1人あたり国内総生産（GDP）
・社会的支援（社会保障など）
・健康寿命
・社会的自由（働く環境の自由、言論・報道の自由）
・寛容さ（他者への寛容さ）
・汚職のなさ、頻度
・ディストピア（人生評価／主観満足度）

このうち、日本が高い項目は「1人あたり国内総生産」と「健康寿命」です。これらは上位の国を上回っているものもあります。一方、幸福度上位の国に比べて低いのが「社会的支援」「社会的自由」「寛容さ」「汚職のなさ」「人生評価／主観的満足」などです。なかでも特に「人生評価／主観的満足」が低いのが、他国には見られない日本の特徴だと指摘されています。つまり日本はこれだけ経済的に豊かになり、治安も良く、誰でも医療にアクセスできる国民皆保険制度や介護保険制度などがあるにもかかわらず、幸せを感じられない国になっているのです。

かつての日本人は貧しいながらも年長者を尊敬し、地域のなかで互いに知恵や力を出し合い、助け合って生きる優秀な国民でした。しかし現代の日本人は、経済大国を目指して邁進してきた結果、逆に心が貧しくなっています。お年寄りを邪魔者扱いし、社会を信じられず、衣食住は足りているはずなのに足りないところばかりを一生懸命に探しては不平不満をいいます。便利さやお金ばかりを求め続けてきた結果、〝不幸せ大国〟になっているような気がします。

幸せ大国になるためには教育が大切です。デンマークのような幸せ大国は、教育大国でもあります。日本政府も最近になって次元の異なる少子化対策で子ども関連予算を倍増するといっていますが、教育にお金を掛ければ、それだけで幸せな国民が増えるわけではありません。お金がなくても、工夫をすれば幸せになることができます。知識がなくても、知恵の向こうにある心をうまく使えば幸せになることができます。

子どもから高齢世代まで、国民みんなが幸せになるためには、今ある幸せに気づくとともに、経済や効率優先の社会のなかで失われてきた人とのつながりを再構築し、その価値を次世代に伝えていかなければならないのです。

都会にはない、田舎の豊かさ

人間は愚かなもので、自分が困らないと大切なことに気づきません。2011年3月11日の東日本大震災からも、私たちは多くのことを学んだはずです。昨日まで一緒にいた家族や友人といったかけがえのない存在が、一瞬にして失われてしまったあの甚大な自然災害を経て、何も学ぶことがなかったとすればあまりにも残念です。そうした悲惨な災害や病気をして初めて、普通の暮らしや病気、災害など何もない日常のありがたさが身に染みて分かるようになります。

千倉の暮らしでも同じことがいえます。住民の半分以上が高齢者で、周囲は海と山に囲まれています。飲食店は少なく、夜は早い時間に真っ暗になります。都心までの通勤通学の交通の便も決していいとはいえません。電車は1時間に1本ですし、車でアクアラインを飛ばしても都心までは1時間半は掛かります。医療介護という面でも、都会のように駅前ビルの医療モールがたくさんあり、どこでも好きなところを選べるという選択肢の豊かさはありません。

けれども月夜の明るさ、星の輝きが美しく見えるのは夜が暗いからこそです。果てしなく広がる水平線を眺めれば、人の悩みは小さくなります。都会ではただ耐え難い酷暑の夏も、ひんやりした海に潜れば最高の気分です。山の木立を通り抜ける風に吹かれれば、疲れた心が元気になります。豊かな自然には人を癒やし、元気にする力があります。

また、次々にやってくる電車に追われるように暮らす都会生活に比べて、千倉では1時間に1本の電車に合わせて生活を工夫するようになるので、それまでの時間で何をどうするか、主体的に考えることができます。

そして、千倉は医療機関の選択肢は少ないですが、いつでもお互いの顔が見え、24時間365日地域で支え合う地域包括ケアシステムがあります。さらに「ちょっと最近、元気がないね」「大丈夫？」と声を掛け合える地域社会、コミュニティが生きています。

便利で選択肢は多いけれども、いざというときに安心して頼れる人がいないのが都会です。対して、都会にはない豊かさやつながりがあるのが千倉なのです。

高齢社会を支えるのは、地域のつながり

特にこれからの超高齢社会で重要になるのが地域のつながりです。成人した子どもたちが家を出ていけば、年を取った夫婦二人になり、その一人が亡くなれば最後は一人暮らしになります。私が視察にいった幸せ大国デンマークもそうでした。内閣府の高齢社会白書

（令和3年）によると、親子3世代同居は9・4％まで減少しています。代わって急増しているのが老夫婦二人暮らし（32・3％）と、独居高齢者（28・8％）です。この2つを合わせると全体の6割に上ります。

離れて住む家族に代わり、高齢世代の日々の暮らしを支え合うための緩やかなネットワークが地域のつながりです。私たちは地域の高齢者同士が互いに支え合うシステムとして、2015年に千倉町平舘地区の地域住民・行政・医療介護職などからなるチーム平舘を結成し、2016年から「区民の茶の間」という活動をスタートしています。

千倉町平舘《へだて》地区の「区民の茶の間」の取り組み

「区民の茶の間」はいつも人がいて、なんか楽しそう、あそこに行くと温かくて居心地がよく元気になる、と思える場、自然に人が集まり助け合いの場となることを目指してスタートしました。具体的には次のような活動内容に取り組んでいます。

・「区民の茶の間」の定期開催（月２回）
・YouTubeチャンネルでの配信
・ラジオ体操
・平舘の民話を紙芝居にし、子孫に伝承
・餅つき大会
・平舘スタンプラリー
・房州バス探索（久留里、鹿野山）
・手づくり小物・バックなど作品展示会
・料理教室、試食会
・平舘の民話の里と忽戸魚見根山を歩く
・超高齢社会のなかで勝ち抜くための提案
・花見旅行

・原木によるシイタケ菌取り付け講習会
・曲げダルマップ
・安房の人形浄瑠璃公演
・太極拳の体験
・祭礼用の花つくり
・平舘名所　現状調査
・フラワーマーチの花飾り応援
・ロードレース千倉の案山子応援

特にラジオ体操は、夏休みの期間中、毎朝7時に小さい子どもたちからシルバーカーを押した高齢者までが集まります。ただ体操をして帰るだけでなく、集まった人に採れたての夏野菜のお裾分けをしたりしながら、参加者が互いに声を掛け合います。

「風邪をひいて1週間ほど安静にしたら、こんなよろよろになっちゃったよ。安静はだめだよ！」

「年を取れば物忘れが出てきて、み～んなボケるもんだよ！」

ちょっと元気な高齢者が、ちょっと元気でない人を気遣うことにより、年の取り方、老い方を知り、命を守るためにどう生活するべきかを知ることができます。そして元気がなかった人も明るい挨拶をして別れ、翌朝のラジオ体操を楽しみに待つことで元気を取り戻していきます。待つ人がいるところへ行ける喜び、自分を心配してくれる人がいるありがたさを感じて、人と人とのつながりが生きるエネルギーに変わっていくのです。田舎の小さな集会所で、互いに命を支え合う地域住民同士の互助の世界が広がっています。

「区民の茶の間」が、先端事例として表彰される

この「区民の茶の間」は超高齢社会の健康寿命延伸のための優れた取り組みとして、何度も表彰を受けています。最初が、厚生労働省スマート・ライフ・プロジェクトの「健康寿命をのばそう！　ＡＷＡＲＤ」の受賞です。２０１６年に活動をはじめ、数年後の２０１８年に受賞しているので、なかなかすごいことです。

高く評価されたのは「高齢者が主役！　受け継ぐ地域の活力」ということで60代から80代の高齢者が中心となり地域づくりをしている点と、高齢者から子どもまでの幅広い世代が集まり、地域の暮らしや伝統を次世代に伝えている点です。実際にこの活動により、若い世代が減って準備が大変なために開催されなくなっていた盆踊りが再開され、餅つきなど季節の行事も行われるようになりました。

高齢者が中心となり、子どもたちと若い親も集まってごちゃまぜになりながら、互いに助け合い、地域のつながり＝絆を感じ取り、励まし合いながら健康寿命を延ばそうという

姿勢が良かったのだと、改めて私たちも再確認できました。

アジアの先端コミュニティとしても注目される

そして2回目が2022年、「アジア健康長寿イノベーション賞2022」の受賞です。テクノロジー&イノベーション部門、コミュニティ部門、自立支援部門の3部門があり、そのなかのコミュニティ部門で最優秀事例に選ばれました。

2018年は厚生労働省の賞で入賞しましたので、日本を代表するコミュニティに選抜されたことになります。そして今回の受賞で世界を代表するコミュニティとしても認められたことになりました。

アジア健康長寿イノベーション賞の授賞式が２０２２年の11月8日、３００年に一度の皆既月食の夜、東京タワー近くのホテルで開かれました。どこでもありそうな田舎のコミュニティ・平舘が、なぜ他の地域に比べて突出しているのかというと、それはカリスマ区長やカリスマ保健師がいるからだけではありません。区長を支える仲間がいて、ボランティア、地域住民の人たちが各々にわがこととして自分たちにできることを積極的に取り組んでいるからです。

そして授賞式の翌日には中国、韓国、タイ、マレーシア、シンガポールから来た受賞者がこの平舘まで視察に来てくれて、私の母校である忽戸小学校（現在は閉校）の体育館で歓迎セレモニーが開かれました。石井市長をはじめとする南房総市職員の協力を得ながら、主体である平舘地区の代表が挨拶、グランプリ賞報告会、紙芝居、ラジオ体操などの催し物をし、YouTube「平舘チャンネル」の紹介、植樹会、そして山車を繰り出しておもてなしをしました。

平舘へ来房した海外からの来客は、この歓迎会を喜んでくれたようです。植樹した桜の成長も、YouTubeで観ることができます。ぜひ10年後どのくらい桜が育ったかを見届けに、日本・平舘に来てもらいたいと思います。そのときには、平舘が世界の理想のコミュニティになっていることを夢見ています。

人生の先輩であるお年寄りを大切にする文化

私はこのような地域活動のなかで、お年寄りを大切にする文化を若い世代に伝えていきたいと願っています。人生１００年時代を迎え、４世代あるいは5世代がともに生きる時代です。それにもかかわらず日本に昔からあった長老を尊ぶ文化が消滅しかかっています。年を取れば、誰でも頭や体が弱ります。だからこそ、自分たちの命の源である長老を尊ぶ気持ちがなければ、誰もが安心して老いられる社会はつくれません。

高齢者の存在意義とは、子ども、孫やひ孫、若い世代にギフトを遺すことです。ギフトとは、命の尊さや絆の大切さ、優しさ、正直さ、強さといった不変の価値であり、人間らしさの核となるものです。おじいさんの太腿の上で食べるご飯のおいしさ、おばあさんが温めてくれた布団に潜り込むときの気持ちの良さ、おじいさんやおばあさんの温もりが孫たち、ひ孫たちの心の奥底に溶け込み、人に対する信頼や生きる力を育てます。

若い父親や母親たちは家族が生きていくために毎日を必死で生きています。孫たちは親と異なるまなざしで家族を見守る祖父母から、真っ直ぐに、正直に生きていく強さを教えられます。家族を思う愛情や、困っている人がいれば手を差し伸べる優しさを学んでいきます。

そんなおじいさん、おばあさんが年老いて歩くのも危なっかしくなったとき、子どもたちが親を邪魔者扱いするのか、大切な親として接するのか、それはそれまでの家族関係で決まります。もし、子どもたちが自分を老いぼれ扱いするのだったら、高齢者は親である自分自身を反省しなければなりません。

また親を大事にしない子どもたちは、同様に自分の子どもからも手痛い仕打ちを受けます。反対に子どもが親を大事にしていれば、その姿を孫も見ています。そして親と同様に自分が年を取ったときに子どもたちから大切にされ、穏やかな老後が待っているはずです。人は、生きてきたように死んでいきます。親を大事にする子どもは、その子からも愛され大事にされるのです。

「高齢者の医療費で国が滅ぶ」は間違い

昨今、メディアでは、高齢者が増えて医療費・介護費が膨らむと日本が沈んでいくと騒がれています。それが本当だとすると、高齢者は単なる社会のお荷物だということになってしまい、世界一の長寿国というのは名誉でも喜びでもなく、むしろ汚名ということになります。現に、高齢者が肩身の狭い思いをして生きている状況は、それを表しているといっても過言ではありません。私自身は、高齢者を大事にしない社会には未来がないと考えています。

誰でも年を取り、いつかは高齢者になります。そのときに病気になっても良質で平等な医療を受けられる安心感、老後に足腰が弱くなっても、認知症になっていても自立した生活を送ることができる安心感を得られることは重要です。社会保障費としての国民の負担は増えるかもしれませんが、いわば高負担・高福祉の北欧モデルと同じです。

年を取った人が大事にされる社会でなければ、人も社会も長寿に意義を見出せなくなります。年を取るほど大事にされ、尊重される社会をつくることが、命に優しい社会、未来の明るい社会に通じるのです。

医療費については、単純にいって高齢者は子どもの10倍の医療費が掛かります。高齢者がどんどん増えれば国の医療費が増えるのは当たり前です。バランスの取れた適切な医療費の伸びが必要になるなか、現在の日本の医療費は異常に圧縮され過ぎているのです。例えばアメリカの医療は日本よりはるかに高額です。胃カメラ・上部消化管内視鏡検査は、日本では1万2000円ほどですが、アメリカでは10万円は掛かります。大腸ファイバー・下部消化管内視鏡検査は、日本は2万円でおつりがきますが、アメリカでは30万円前後、盲腸の手術では、日本は1週間の入院で50万円ほどですが、アメリカは日帰り手術で250万円掛かります。

日本の医療技術代は、こんなにも安くたたかれています。医療機関では利益を確保するために数をこなすしかなくなり、2時間待って3分診療といったことが当たり前になります。年々医療単価が下がっていますが材料代はそれほど下がらないので、人件費を削るしかなくなります。

高齢者の医療費が増えると国がつぶれるという言説は間違っています。「医療・命にお金を費やす」ことは国民の命を守るために大切なことであり、不可欠なコストであって、無駄な消費では決してありません。

日本の国民皆保険制度は世界一と評価されています。日本全国どこに住んでいても、お金をもっている・いないにかかわらず、平等で質の良い医療を受けることができます。そんな国は日本だけです。世界が日本の医療制度を学びにきています。

医療を、コストの掛かる負担としてではなく、産業として前向きにとらえて成長させていくことが必要です。今から30年ほど前、人口約4万人の田舎である小さな鴨川市に、大学病院よりも大きな入院施設である亀田総合病院があるため、鴨川は亀田に食い潰されてしまう、と噂されていました。

30年たった現在、亀田メディカルセンターは日本を代表する医療機関となり、若者が働く場としての医療産業となり、この地域は人口あたりの医師数が日本一で、命の安心安全が日本一の地域になりました。鴨川は地方創生のモデル地域となっているのです。鴨川だけでなく私たちの住む安房地域においても、亀田メディカルセンターは地域になくてはならない医療資源です。

このように医療も一つの産業と考えれば、医療費が伸びるということは医療という産業が伸びることです。つまり医療は日本が世界で優位に立てる成長産業でもあるのです。

医療・介護・福祉は、第4次産業

産業の分類としては一般的に、第1次産業から第3次産業までが知られていますが、私は医療・介護・福祉の産業を「第4次産業」だと考えています。農林水産業が第1次、製造業が第2次、サービス業が第3次とされており、医療、介護、福祉などは普通に分類すれば第3次産業にあたるのですが、私はさらに踏み込んで新たな産業として位置づけています。

すべての産業は人間社会を支え人々の生活を豊かにするためのものであるとはいえ、そこでは経済的な成功とそのための競争が前提となっています。サービス業同士で競合することがあれば、場合によっては相手を出し抜き、つぶし、シェアを奪い、勝利者となることが称賛されます。しかし、医療、介護、福祉では、それを前提にすることは間違っています。消費者を守るための競争原理が働くことは必要ではありますが、競争自体が目的になってしまうと完全に本末転倒になるのがこれらの業種です。そのため、これを第4次産業と位置づけて、ほかのサービス業とは分けて考えたいのです。

第4次産業は、お金の向こうにある幸せ、命のために頑張るサービス業です。サービスを提供する側と消費する側とが互いに信じ合い、感謝し合い、リスペクトし合い、笑顔を求めて一緒に頑張ることで成り立つ仕事です。お互いが「ありがとう」という言葉を掛け合うことで、仕事で疲れていても病気が苦しくてもそれを一緒に乗り越えて、もうひと踏ん張り、もうひと工夫をしようと思います。私自身は実はぐうたらな人間なので、この第4次産業に従事することにより、たくさんの「ありがとう」をもらうことで自分自身が励まされ、救われています。

こうした第4次産業、すなわち命を守る産業にお金を使うことは、私は国の未来への投資だと思っています。日本はすでに世界一の超高齢社会ですから、医療・介護・福祉を一つの大きな産業としてとらえ、世界最先端の超高齢社会モデルをつくっていくべきなのです。そうすれば世界中の国々から日本に学びに来ますし、日本が世界をリードしていくことができます。

医療・介護・福祉の分野で世界がうらやむような優れたモデルをつくり、それによって社会が豊かになり、国民が幸せになる仕組みをつくれば、高齢者は社会のお荷物などではなく、高齢者こそ社会の宝物になります。

千倉を世界最先端の地域創生モデルに

私は千倉の2代目開業医に過ぎません。しかし、若い世代を含めて地域の人が未来に希望をもてるように、夢を語ることを諦めてはいけないと思っています。私の夢は、未来の南房総を守り、命に優しく心豊かで幸せを感じることができる地域をつくりたいということです。

より良い未来をつくるためには、まずは未来を守る必要があります。つまり、100年経っても生き残っている地域にしなければなりません。私が住む千倉町平舘地区の高齢化率は50％を超えています。日本の25年先の未来をいく地域です。このままでは、100年後にはこの地域は消えてしまっていてもおかしくはありません。

現在の日本の年間出生数は約80万人を下回り、私の生まれた頃の半分以下になっています。一方で医療技術の進歩もあり高齢者の平均余命は長くなっていますので、日本の総人口が急激に減ることはありませんが、国の未来を担う子どもは極端に少なくなっています。特に地方では、若い世代の流出によってますます人口減に拍車が掛かります。

こうした過疎地域に未来を背負う子どもや若い世代を増やすには、南房総内だけでなく、都会や他の地域から人を呼びよせるシステムが必要になります。そのカギとなるのが「第10次産業」です。これは、1次から4次までのすべてを合わせた産業という意味で、似たものとしてすでに「第6次産業化」という言葉は存在します。1次産業＋2次産業＋3次産業のことで、例えば農家が作物を加工して商品化し、自ら販売も行うといったかたちのものを指します。この第6次産業に私の考える第4次産業である医療、介護、福祉のサービスを取り入れたものを第10次産業としたわけです。

第10次産業の一つのかたちとして考えられるのが、ヘルスツーリズム（＝健康＋旅行）

です。体の健康だけでなく心の健康のためにも、風光明媚な自然に接して心身ともに元気になろうというツアーです。

現在、国の方針により、現役世代は職場などで定期健康診断や特定健康診査（通称メタボ健診）、特定保健指導を毎年受けることになっています。またそこからさらに踏み込み「企業から一人1万円の補助をし、自然豊かな環境に宿泊して体と心をリフレッシュしながら保健指導を受けよう」という宿泊型の保健指導を推奨し始めています。

千倉であれば、健診後の保健指導の一環としてさまざまな活動が考えられます。ワカメのしゃぶしゃぶを味わう、醤油をつけず香味野菜で刺身を食べる、自分で釣った魚や磯で取ってきた貝を食べる、新鮮な食べ物を味わい、一食1000kcalほどのヘルシーでおいしい夕食を堪能するといったことです。

そして山に登り、海に浸かり、外房の海に昇る朝日を拝み、歩いたり自転車に乗ったりして房総半島を横断し、内房で夕陽を見るのです。体を動かしまくったあとに東京湾の向こうに映える富士山を見れば、魂が癒やされるのは間違いありません。

そうして自然を堪能し、魅了された企業戦士たちがリピーターとなってたびたび来房するようになり、いずれ結婚して家族で訪れるようになり、子どもをもつ家族リピーターが増えれば、そのなかから南房総に定住しようとする家族も出てくるはずです。

朝日とともに仕事前にサーフィンをして、子どもたちを学校へ送り出し、親はリモートワークで働いて、夜には家族全員がそろって食卓を囲む、そんな豊かな生活を描けるようになれば、千倉に定住したがる人はさらに増えていきます。

そのためには、まずは南房総に来るヘルスツーリズムの入り口となる窓口をつくらなければなりません。私はその窓口をユニバーサルセンターと名づけ、現在は私の母校の忽戸小学校の跡地にコミュニティセンター、図書館、通年型のプールをつくる計画を構想しています。

多額の税金を要する計画で実現は簡単ではありません。しかし何もしなければ、高齢化と人口減に直面するこの地域はいずれ消えてしまいます。ここを100年経っても生き残っている地域にするためには、今チャレンジするしかありません。

世界一長寿の日本の25年未来をいくこの南房総で、世界最先端の地域創生モデルをつくるという大きな夢を描いています。

命に優しい地域医療が、未来を拓く

地域創生の夢を抱きつつ、日々私が取り組むべき仕事は地域医療です。私がスタッフたちと、地域医療とははたして何だろうかと話していたとき、一人がこんなふうに答えてくれました。

「地域医療とは、地域を幸せにすること」

まさに的を射た言葉です。私たち医療・介護の専門職が地域を幸せにするために大事なのが、どんどん地域へと踏み出していくことです。病院からは見えない風景があります。病院には届かない地域の声があります。だから、こちらから積極的に地域へ出ていくことが大切です。しかし、ただ地域へ出ていけばいいわけではありません。訪問診療さえしていれば在宅医療といえるかというと、そうではないのです。自分の診療時間内だけでしか対応せず、何か困ったことが起こるとそのたびに救急要請して病院を受診させるばかりでは、在宅医療とはいえません。高齢者を病院や施設に収容したままにせず、訪問看護や介護職などとチームケアを提供し、地域でその人らしい生活ができるように予防医療を行っていくのが在宅医療であり、地域医療です。

さらに高齢者が地域でいきいきと暮らすために大切なのが「生の三徴候」であり、さらにそれを支えるのが「絆」という豊かな人と人とのつながりです。豊かな絆がたくさんあればあるほど人は健康に、幸せに生きることができます。そのためには医療者と患者、健常者と障害者、「夢人さん」と「夢追い人さん」、高齢世代と若者や子どもたち、いろいろな年齢、立場、健康状態の人がごちゃまぜになって、みんなで支え合う新しい文化をつくっていく必要があります。

地域医療の最終的な目的は、望むところで生き切ることのお手伝いです。人は住み慣れた自宅で最期を迎えるものという文化を再生し、命を終える人が最期に「自分の人生は良い人生だった」と言えるように、惜しみなく支援をしたいと思います。「この地域で生きてきて良かった」と言ってもらうこと、最期に「ありがとう」という言葉が自然に溢れてくる満足死を達成することが、私たちのミッションです。

その使命を果たすべく、私は今後も力を尽くし、汗を流して走り続けていくつもりです。それによって真の地域医療の地平が広がり、地域の100年先の未来が拓けていくものと信じています。

おわりに

私が医学部の学生だった頃のことです。

当時、私が学んでいた東京医科歯科大学には、日本が誇る漫画家・手塚治虫の描く天才外科医「ブラック・ジャック」のモデルになったともいわれる胸部外科教授の鈴木章夫先生という方がいました。鈴木先生はある日の講義のなかで「君たちは本を読む人間になるのか、本を書く人間になるのか、いったいどちらなんだ?」と質問されました。私は本を読む人間ではなかったので、まずは本を読む人間になろうと思いました。隣にいた友人は、本を書く人間になろうと思ったそうで、実際に今ではたくさんの本を書いています。

卒業後、私が父の後を継いで2代目・松永醫院を継承したのが1997年です。外来と在宅医療を行う診療所のほか、訪問看護ステーション、訪問介護ステーション、デイサービスセンター、老人保健施設などをつくりながら地域医療に邁進していると、私たちの地域医療、地域包括ケアシステムを学ぶために研修医、学生たちがやってくるようになりました。東京医科歯科大学のほか、私が研修で学んだみさと健和病院、虎の門病院、最近では亀田メディカルセンターからも若き研修医たちが毎年たくさん訪れます。そして病院の視点とは異なる〝町医者の魂〟を学んで帰ってもらっています。

千倉を訪れた研修医やその指導医、関係者には、私の行っている地域医療について問題点を指摘してもらったり、助言を求めたりもしています。あるとき、私の理念を現場で働くすべてのスタッフが理解し、共有する必要があるという助言を受けました。それ以来、毎年頭にグループのすべてのスタッフを集めて私の思いを話しています。またあるときは、診療所や法人グループのホームページをつくるべきだと意見をもらい、人口が減り続けている千倉でホームページによる集患は期待できないのではと思いながらも、2014年にホームページを開設しました。意外と私は素直なのです。

その後に松永醫院を訪れた医師から、活動について本を書くべきだという助言を受けました。私は文章を書くことが苦手なディスレクシアという特性があり、そのときは無理だと思って受け流してしまいました。しかし思い直して、ホームページの院長ブログというかたちで文字に残すことを決めました。私の地域医療への思い、地域に懸ける情熱を少しずつでもつづっていけば、もしかしたら将来本を書くことができるのではないかと考えたのです。

そして今回、院長ブログを読んだという出版社から声を掛けていただき、ブログに書きためた文章をもとに、1冊の本にまとめることができました。私が学生時代からぼんやりと描いてきた夢がまた一つかたちになり、非常に感慨深いものがあります。改めて夢をもつことの大切さ、そして一歩ずつでも行動していくことの大切さを再確認しています。

私が医師になって30年が過ぎました。先日、尊敬する先輩開業医が、開業医としては今後の10年間が医師として実を結ぶいちばん大切な時期だと言葉を掛けてくれました。還暦を過ぎ、体力、記憶力がピークを過ぎた現在、経験や積み上げてきた知識やつながりを駆使して、新たなことをつくるのに最適なのがこれからの10年だということです。

豊かな実を結ぶラスト10年をつくるために、私は開業後にも25年間以上通い続けた東京の病院を辞め、毎週水曜日を「未来を創る日」と決めました。そして、水曜日には地域の人の幸せのため、地域の未来のためにあちこちを動き回っています。

現在、着々と準備を進めているのが、２０２３年9月に開設予定の看護小規模多機能サービスの施設です。高齢者が住み慣れた自宅で最期を迎えるためには、在宅看取りの支援強化が必須です。通所と訪問、泊まりという3つの機能で質の高い看取りができるようになるのが看護小規模多機能サービス、通称・カンタキです。

そのほかにも、松永醫院近くにある旧千倉子ども園の再利用や、閉校となった忽戸小学校の再利用の計画もあります。また厚労省「健康寿命をのばそう！　ＡＷＡＲＤ」などを受賞した平舘地区の１００年生き残り作戦もあります。

こうした夢に向けて一歩ずつ歩を進め、今後も地域医療を通してますます社会貢献をしていきたいと考えています。これからの10年で、どんな地域医療を実践できるか私自身もわくわくしながら挑戦を続けていきます。

千倉は海にも山にも近く風光明媚な自然が溢れています。夏は海水浴もいいですし、広い海を眺めて新鮮な海の幸を味わうだけでも、都会生活で忘れていた豊かさを感じられます。医療・介護・福祉の関係の人にとって、私たちの地域医療、地域包括ケアシステム、無色透明のごちゃまぜケアが何かのヒントになるかもしれません。これからの地域医療のあるべき姿についてともに語り合い、そして私たちと一緒に、世界一の長寿国・日本を世界一元気な国、世界一幸せな国にしていければ、これ以上の幸せはありません。

【著者プロフィール】

松永平太（まつなが へいた）

1983年3月、東京理科大学薬学部卒業。その後1986年4月に東京医科歯科大学へ入学し直し、卒業後1992年4月に民間病院へ入職。そこで医者が医療を、看護師が医療ケアを行うため医師と看護師は対等であることを教えられ、この時の経験が今の理念を生むルーツとなっている。3年後父親が倒れたことにより1997年11月松永医院を継ぎ院長となる。医療、介護、福祉を通じて社会貢献をすることを使命とし、「“いのち”を助け、“いのち”を元気にし、“いのち”を輝かせる」ことを経営理念として掲げている。今の命を助けるのは医療者として当たり前であると考え、患者の未来の笑顔を守ることを使命とし、多職種協働を図っている。日本プライマリ・ケア連合学会、日本在宅医学会、日本認知症学会所属。

本書についての
ご意見・ご感想はコチラ

笑って、食べて、愛されて
南房総、在宅看取り奮闘記

2023年6月8日　第1刷発行

著　者　　松永平太
発行人　　久保田貴幸

発行元　　株式会社 幻冬舎メディアコンサルティング
〒151-0051　東京都渋谷区千駄ヶ谷4-9-7
電話　03-5411-6440（編集）

発売元　　株式会社 幻冬舎
〒151-0051　東京都渋谷区千駄ヶ谷4-9-7
電話　03-5411-6222（営業）

印刷・製本　中央精版印刷株式会社
装　丁　　村上次郎

検印廃止

Printed in Japan
ISBN 978-4-344-94476-3 C0036
幻冬舎メディアコンサルティングＨＰ
https://www.gentosha-mc.com/